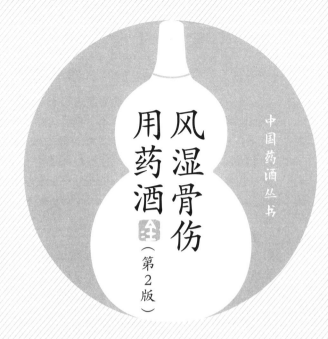

中国药酒丛书

风湿骨伤
用药酒 全集
（第2版）

罗兴洪　赵　霞　主编

U0206042

中国医药科技出版社

内容提要

本书根据中医药理论，收集了古今有关治疗风湿性与类风湿性关节炎、坐骨神经痛、肩关节周围炎、肢体麻木、筋骨疼痛、风寒湿痹、白虎历节风、腰腿疼痛的药酒经方、验方、名方、秘方。每个酒方按【处方】【制法】【功能主治】【用法用量】【处方来源】为序排列，特殊情况还附有【附记】，各处方剂量均换算成现代重量和容量单位，配制方法一般按家庭配制法介绍，以利广大读者制作用以防病治病、保健强身，同时也可适用于医疗、科研和药酒生产者作参考。

图书在版编目（CIP）数据

风湿骨伤用药酒 / 罗兴洪，赵霞主编 . —2 版 . — 北京：中国医药科技出版社，2018.1

（中国药酒丛书）

ISBN 978-7-5067-9931-7

Ⅰ .①风… Ⅱ .①罗…②赵… Ⅲ .①风湿性疾病 - 药酒 Ⅳ .① R289.5

中国版本图书馆 CIP 数据核字（2018）第 013199 号

美术编辑 陈君杞

版式设计 锋尚设计

出版 中国医药科技出版社

地址 北京市海淀区文慧园北路甲 22 号

邮编 100082

电话 发行：010-62227427 邮购：010-62236938

网址 www.cmstp.com

规格 710×1000mm ¹/₁₆

印张 15

字数 247 千字

初版 2011 年 7 月第 1 版

版次 2018 年 1 月第 2 版

印次 2023 年 7 月第 3 次印刷

印刷 三河市百盛印装有限公司

经销 全国各地新华书店

书号 ISBN 978-7-5067-9931-7

定价 35.00 元

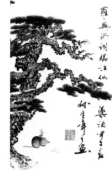

　　随着工作经历的增多和年岁的增长，喜交朋友的我，朋友也越来越多起来。朋友多了，就难免会时时聚聚，其间不乏好饮两杯者，也有不少酒后吟诗高歌之人、挥毫泼墨之士，与他们把酒言欢，也会偶沾一点文气，倒也其乐融融。

　　在相聚饮酒的朋友之中，遇到过两个与众不同的人。一个是"诗、书、画、印、文"五才皆备的邱教授，他每次聚会，都自带一瓶酱香型酒，他说，菜可以差点，但酒一定要喝好酒，喝差酒，伤身体，得不偿失。因此每次聚会，他都是旁若无人的喝自己的酒，因人人知道他这一习性，习以为常，见惯也就不惊了。喝酒要喝好酒，泡药酒也要用好酒，不过泡药酒还是以清香型的好，鲜有用酱香酒泡药酒者。

　　还有一位"老先生"，初次见面，见他红光满面、皮肤细嫩，满头乌发，油光可鉴，脸上绝无岁月留下的皱痕。我以为他是我的同龄人，哪曾想，他可是退休多年，年近古稀（70 岁）的"老先生"。这位老先生每次参加聚会，总是带一瓶约二两装的自制药酒，大家饮酒时，他总是先喝了自带药酒，才根据聚会氛围，或多或少的饮用桌上的白酒。他说他自制药酒并天天饮用已十多年，现在感觉精神很好，身体功能犹如三四十岁之人，这些全得力于药酒之功。

今年年初我到海南出差，遇到在当地工作的一位朋友，他是 20 世纪 80 年代学西医出身，以前对中医并不怎么认同，后来随着年岁的增长，发现西医并不能解决一些体质问题。前几年我送了一本我编写的《古今药酒大全》给他，他研究了我那本《古今药酒大全》，从中选了一个方在家里泡酒，每天晚上小喝一杯，几年过去了，他发现自己又焕发了青春，现在感觉身体状况又回到了二三十岁时的样子。

当得知我所编写的书能给一些人带来健康和乐趣时，我从心里感觉到由衷的高兴。他在讲我为人类的健康做了一些贡献时，也讲那本书内容涉及面太广，对于一些不是学医学药的人来说，可能在选方时存在一定的难度，如果能将《古今药酒大全》分册出版就更好了。

因此我就计划重新编撰《中国药酒丛书》，我将《古今药酒大全》和 2011 年主编出版的《中国药酒系列丛书》文稿进行了认真的校对，并结合近些年我在药酒方面的研究和体会，对书稿进行了重新的增补、修改和调整。与第 1 版相比，作了如下修改：

1. 分类更为规范合理。根据药酒的功能主治，将以前一些分类不合理的药酒，进行了重新调整，分类更趋合理，编排亦做了相应的改进。
2. 在《内科治疗用药酒》一书中，增加了癌症用药酒一节。
3. 对以前的一些错误进行了修改，如剂量单位、制法、药味、白酒量。
4. 为了尊重原作者，同时也是为了读者查阅方便，每个药酒方均标明处方来源，对指导读者配制、生产和正确应用药酒具有重要意义。
5. 根据读者的反馈意见，结合临床用药经验，对原版中一些内容进行了修改、补充和完善，使得一些内容更加简练、精准、新颖。
6. 对书名进行了必要的调整，如将《风湿痹疼用药酒》改为《风湿骨伤用药酒》，将《养颜美容用药酒》改为《美容养颜妇儿用药酒》，通过这样的调整，书名更能体现内容，名实更为相符。

本丛书为一套五本，分别为《养生保健用药酒》《内科治疗用药酒》《风湿骨伤用药酒》《美容养颜妇儿用药酒》《皮肤外科用药酒》，这套药酒丛书所收载的药酒方种类齐全，制作方法除介绍现在家庭泡酒方法外，还保留了传统的制作药酒的方法，我希望本丛书能给读者朋友的养生保健带来帮助，并有助于药酒的科研工作者和中医药传统文化爱好者对我国药酒的研究。

　　我写作的目的一是为了学习，二是为了将以前的学习、工作、生活作一总结，三是为了更好地指导未来的学习、工作和生活。而"以工作为乐、以学习为乐、以助人为乐"一直是我的行为准则，故自号为三乐堂堂主。继承、宣传和弘扬中医药文化，让更多的人了解中医药、认识中医药、让中医药更好地为人类的健康事业服务，是我的夙愿。我希望读者阅读此书后，能够根据需要，选择一些合适的药酒方，在家里自制药酒，让中医药为我们的健康服务。然而因受知识面和写作水平所限，其中难免有失偏颇、错误遗漏之处，还望读者海涵和行家斧正。

兴洪

二〇一七年初秋于金陵

漫漫医海传药酒，铸就名家英雄。瓶瓶罐罐转头空，古籍依旧在，经方代代红。疑难杂症罕见病，中医尽显威风。一壶药酒频饮用，古今多少病，治愈酒坛中！

我与药酒结缘，是 1991 年在成都中医药大学读书时。我老家在川西农村，那里山高雨多，湿气较重，父老乡亲劳作艰苦，因风湿而腰膝酸软疼痛者甚众。于是我去请给我们上《方剂学》的方显树教授处方治疗。方教授认为治疗腰膝酸软疼痛需要较长的时间，为了服用方便，最好用药酒治疗。我拿着方教授开的药酒回去，患病乡亲们使用后均感效果很好，并在老家周围数十里流传，造福了一方百姓。我工作后，在南京、烟台等地，还用过这个药酒为人治疗，均有立竿见影之效。

但真正接触药酒是 1995 年我在四川省中医药研究院中医研究所工作时，那时我们单位的医院制剂中就有四五种药酒，用能装三五百斤酒的大瓷坛浸泡着，销量较好的有"骨科一号酒""骨科二号酒""风湿酒"等等。每个月我们都要分装一两次药酒送到药房销售，由于这些药酒安全、有效、使用方便，而深受患者青睐，常常供不应求。

也许是我与中医药真有着不解之缘，记得小学一年级的那个"六一"儿童节，我所获得的"三好学生"奖品就是图书《李时珍》，考大学时，在众多的学校与专业中，我考中了中药学专业。毕业后在四川省中医研究所工作了五年，从事中药的研究并有幸与许多名老中医接触，从而获得了向他们请教中医临床防病治病的良机。

2000 年我离开成都到南京、海南等地工作，但我一直没有放弃过对中医药的学习和研究，先后主持或参与研究开发了数个中药新药，并主编出版了《中药制剂前处理新技术与新设备》《中药制剂新技术与应用》《药食本草》《中国药酒精粹》《古今药酒大全》《活到天年的智慧》等与中医药有关的学术专著。特别是《中国药酒精粹》和《古今药酒大全》两书出版后，获得了广大读者的好评，同时也收到部分热心读者提出的宝贵意见和建议，并期待我有更多的作品问世。

　　应广大读者的要求，我们通过对药酒经方、时方、验方的收集整理研究，按照药酒的功能，分为《养生保健用药酒》《养颜美容用药酒》《风湿痹痛用药酒》《内科治疗用药酒》《皮肤外科用药酒》五大类编撰了此药酒系列丛书，希望能满足具有不同需求的人群，对其养生保健和防病治病有所裨益，同时也希望能对教学、临床、药酒制作和新药研究选方有所帮助，若此，则善莫大焉。但由于知识面和写作水平有限，时间也较为仓促，错误和疏漏之处在所难免，恳请广大读者批评斧正。

兴洪于北京安定门

2011 年夏

目录

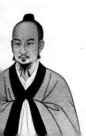

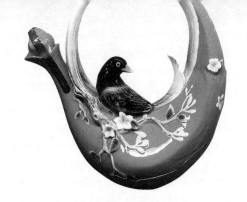

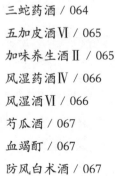
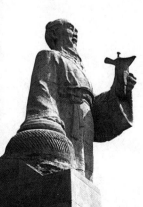

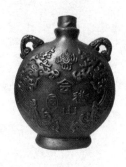

第五节　风寒湿痹用药酒 / 077

第三章　疼痛用药酒
101

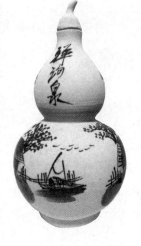

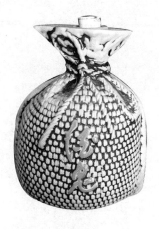

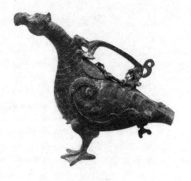

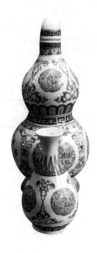

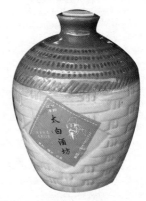

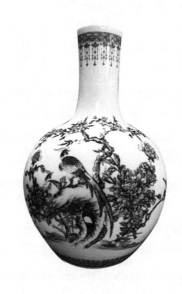

第一章

药酒总论

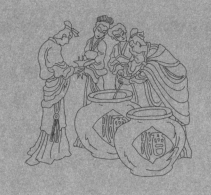

任何一种药材都不能直接应用于患者，必须制成适合于患者应用的形式，方能用以防病治病，这种形式即是剂型，药酒是一种传统的剂型。

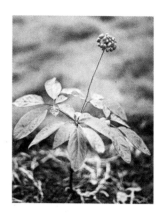

药酒在《中国药典》中称为酒剂，系指药材用蒸馏酒提取制成的澄清液体制剂。

远在夏禹时代（公元前2000多年），我们的祖先就已学会酿酒，发现酒的作用，利用多种药物制成药酒治病，同时发现了曲（酵母），曲剂具有健脾开胃、消积化滞的功效。商代之前（公元前1766年），"伊尹以亚圣之才撰用神农本草，以为汤液"。可见现今仍在应用的汤剂、酒剂早在夏商时就已形成并应用。

随着我国经济的发展、社会的进步，人们的保健意识不断加强，有许多人希望能在家里制作一些药酒，但不知道选择什么样的药材，使用什么样的酒，如何制作药酒，如何服用药酒，服用药酒应该注意哪些事项？为此我们按照药酒的功能分5本书介绍古今的一些药酒配方，即《养生保健用药酒》《美容养颜妇儿用药酒》《风湿骨伤用药酒》《内科治疗用药酒》《皮肤外科用药酒》，希望能对相信中医药、重视保健的人有所帮助。

一、使用药酒的优点

中国药酒的应用延绵数千年，且越来越多的人至今仍选用药酒，是因为药酒的许多独特的优点和特点。

1. 酒有协同作用，可以提高疗效

药酒是一种加入中药的酒，而酒本身就有一定的保健作用，它能促进人体胃肠活动，帮助消化吸收，增强血液循环，促进组织代谢，增加细胞活力作用。所以中医认为其性热，走而不守，既有调和气血、贯通络脉之功，又有振阳除寒、祛湿散风之效。

2. 有利于有效成分的溶出

酒是一种良好的有机溶媒，其主要成分是乙醇，有良好的穿透性，易于进入药材组织细胞中，可以把药材里的大部分水溶性成分以及水不能溶解、需用非极性溶解的有机物质溶解出来，能更好地发挥中药原有的综合作用，服用后又可借酒的宣行药势之力，促进药物疗效最大程度地迅速发挥。

3. 适应范围广

可按不同的中药配方，制成各种药酒来治疗不同的病症，凡临床各科200余种常见病、多发病和部分疑难病症均可疗之。此外药酒既可治病防病，又可养生保健、美容润肤，还可作病后调养。日常饮用得当还可延年益寿。

4. 口感好，人们乐于接受

一杯口味醇正、香气浓郁的药酒，既没有古人所说的"良药苦口"的烦恼，也没有现代打针输液的痛苦，给人们带来的是一种佳酿美酒的享受，所以人们乐意接受。

5. 吸收迅速，起效快

饮用药酒后，吸收迅速，可及早发挥药效。因为人体对酒的吸收较快，药物之性（药力）通过酒的吸收而进入血液循环，周流全身，能较快地发挥治疗作用。

6. 剂量小，便于服用

药酒方中，虽然药味庞杂众多，但制成药酒后，其药物中有效成分均溶于酒中，剂量较之汤剂、丸剂明显缩小，服用起来也很方便。

7. 制作方便

药酒制作方便，只需要有能密封的合适容器，将药材浸泡在酒中密封最短7至15天即可制成，一般家庭均可以制作。

8. 稳定性好

由于酒有防腐、消毒作用，可以防止细菌的滋生，提高药酒的稳定性。当药酒含乙醇40%以上时，可延缓许多药物的水解，增强其稳定性。

用酒浸药，不仅能将药物的有效成分溶解出来，使人易于吸收，由于酒性善行，能宣通血脉，还能借以引导药物的效能到达需要治疗的部位，从而提高药效。另外，药物酒渍不易腐坏，便于保存，可以随时饮用。因此药酒为历代医家和患者所喜爱。

二、正确选用药材

目前的中药千差万别，所选择的中药如果不好，不仅不能起到治疗或养生保健的作用，反而还有可能对人体的健康有害。

1. 选择品质好的道地药材

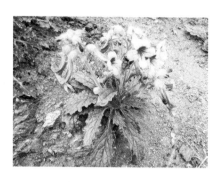

道地药材是指在一特定自然条件、生态环境的地域内所产的药材，因生产较为集中，栽培技术、采收加工也都有一定的讲究，以致较同种药材在其他地区所产者品质佳、疗效好。道地，也代表了质量地道，也即功效地道实在，确切可靠。

道地药材被视为古代中医辨别优质中药材的独具特色的标准，也是我国中药行业一个约定俗成的中药质量概念。

同种异地出产的药材，在质量上有明显差异，如人参、地黄、杜仲、当归等，产地不同药效差异很大，常把某地出产的药材称为"道地药材"，而其他产地出产的则叫"非道地药材"；产于浙江的贝母，叫浙贝母、大贝母或象贝母，长于清肺祛痰，适用于痰热蕴肺之咳嗽；而产于四川的川贝母，长于润肺止咳，治疗肺有燥热之咳嗽、虚劳咳嗽。选用泡药酒用的中药材时，尽可能选用道地药材。常常得到人们赞誉的如甘肃的当归，宁夏的枸杞子，四川的黄连、附子，内蒙古的甘草，吉林的人参，山西的黄芪、党参，河南的牛膝、地黄、山药、菊花，江苏的苍术，云南的茯苓、三七等。

2. 选择规范的炮制品

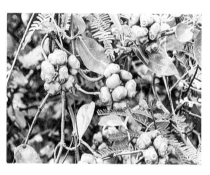

中药通过炮制，可以起到如下作用。

（1）增强疗效：活血通络、调经止痛、祛风除湿之药多用酒制以助归经入血分增效，如当归、川芎、威灵仙等；疏肝理气、活血祛瘀、行气止痛之药多用醋制入肝以助功效，如元胡、香附、柴胡、乳香等；强腰膝、补肝肾、固精壮阳、滋阴泻火之药多用盐制下行入肝肾以增药效，如杜仲、巴戟天、小茴香、知母等；止咳化痰、温胃止呕之药多用姜制，以助归脾胃经增效，如黄连、竹茹、厚朴、草果等。

（2）降低毒副作用：川乌、草乌、附子、马钱子生用有毒，经用辅料甘草和黑豆煎煮加工后，可祛除其毒性，才能内服。

（3）改变药性：如生首乌有生津润燥、滑肠通便等作用，但经黑豆汁蒸煮后，却有补肝肾、益精血、乌须发的功能。

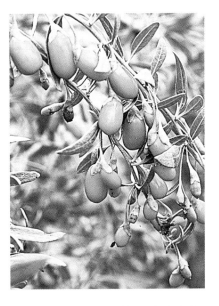

（4）有利于有效成分溶出：如石膏、自然铜、龙骨、牡蛎、石决明、穿山甲等，这类药物质地坚硬，难于粉碎，不便制剂和调剂，而且在短时间内也不易煎出有效成分，因此必须经过炮制，采用煅、煅淬、砂烫等炮制方法使质地变为酥脆，才易于粉碎，从而使有效成分易于煎出。

中医学认为，每种药物都具有一定的特性，或偏于寒或偏于热，或升或降，或苦或咸，或归经不同。利用此不同的特性，补偏救弊，调整机体阴阳气血的偏胜偏衰，恢复生理平衡而达治疗疾病的目的。这些不同的特性统称为药性理论，内容包括四气五味、升降浮沉、归经等，是药物本身固有的。然而，通过对中药进行加工炮制，或制其形，或制其性，或制其味，或制其质，可以调整或改变药性，或降其毒，或纠其偏，或增其效，或攻其专等，取其所需满足临床用药。

三、正确选用酒

古人的药酒与现代的药酒具有不同的特点：①古代药酒多以酿制的药酒为主；②基质酒多以黄酒为主，黄酒酒性较白酒为缓和。

一般来讲，现代家庭药酒的制作中，对于药酒基质酒的选择，应根据个人身体情况来选。通常认为浸泡药酒多以40°～60°的米酒或优质白酒较合适，对于专业药厂也多采用50%～60%的白酒。其依据是：乙醇浓度若过低则不利于中药材中有效成分的析出，而乙醇浓度过高，则可能导致水溶性成分难以溶出，且服用时因乙醇浓度太高而服用困难。对于酒量较小的人或病情的原因，也可以采取40°左右的低度白酒、黄酒、米酒或果酒为溶剂，但浸出的时间要适当延长，或复出次数适当增加，以保证药物中有效成分的溶出。

外用药酒度数可以偏高一些，用65°、70°或75°的均可，度数高有利于有效成分穿透皮肤、黏膜进入人体发挥作用。

四、家庭药酒的制作方法

首先要选择合适的容器，一般选择能密封的陶瓷罐、玻璃瓶等，因为这样的容器是惰性的，不会与酒或药物发生反应。盛装药酒的容器，一定要保证清洁干净，可以在盛装药酒前，用开水烫一烫，或用75%乙醇进行消毒。

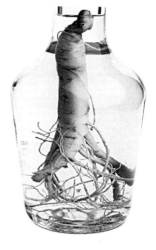

家庭制作药酒，采用浸泡法。将炮制好的药材洗净，放入准备好的瓶或罐中，第一次加入8～10倍量的酒，密封浸泡7天以上，即可取出服用，在取出服用过程中，可以继续不断添加不超过10倍量的酒。而如果是外用药酒，则以3～5倍较好，这样制成的药酒浓度高，有利于外用时有足够的用药剂量，起到治疗作用。

所用药材如能切成薄片最好，如果泡酒容器比较大，药材本身比较小或是贵重的药材，如人参、天麻、虫草、贝母、阿胶、枸杞子等也可以不切片，直接放入，浸泡的时间稍微长一些即可，如浸泡半个月或一个月，再粗大的药材，其有效成分也基本可以浸出来了。

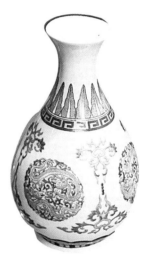

储存药酒的位置，应选在阴凉处，温度在10～25℃为宜，且放置位置的温度变化不应过大。同时，药酒不能与煤油、汽油及腥、臭等怪味较大、刺激味较浓或其他有毒物品放置在一起，避免药酒串味，影响服用。并注意防火，不要将药酒与蜡烛、油灯等物品放置一起。

夏季贮存药酒时，要避免药酒被阳光直接照射，因为药酒中有些成分遇到强光会发生分解。若被强烈的阳光直接照射，会造成药酒内有效成分的损失，使药物的功效降低。在冬季时，要避免药酒因受冻而变质，温度不应低于−5℃。

五、药酒的使用方法

药酒的使用方法，一般可分为内服和外用两种。但有的药酒既可内服，也可外用。外用法，一般按要求使用即可，但对于内服药酒，则需注意以下几点。

1. 饮量适度

服用药酒，要根据本人的耐受力，适量饮用，一般每次饮用10～30ml即可。每日2～3次，或根据病情及所用药物的性质和浓度而做适当调整。总之饮用不宜过多且不能滥饮，要按要求而定。平时习惯饮酒的人服用药酒的量可稍高于一般人，但也要掌握好分寸，不能过度。少饮酒或不习惯饮酒的人服用药酒时则应从小剂量开始，循序渐进，逐步过渡到需要服用的量。而如果以用药剂量来考量，治疗类的药剂以每天相当于服用10～20g药的药酒较好，保健类长期服用的以5～10g药的药酒为度。外搽或外敷的，少量多次，尽可能多使用一些为宜。

对于这点比较重要，古今关于饮酒利害之争较多。宋代邵雍诗曰："人不善饮酒，唯喜饮之多；人或善饮酒，难喜饮之和。饮多成酩酊，酩酊身遂疴；饮和成醺酣，醺酣颜遂酡。"这里的"和"即是适度、适量，不能太过，过则伤害身体，饮之太少，不及，由于达不到剂量，而不能起到治疗或养身的作用。

2. 喝药酒的时间

前人一般认为酒不可以在晚上喝。《本草纲目》上讲："人知戒早饮，而不知夜饮更甚。既醉且饱，睡而就枕，热拥伤心伤目。夜气收敛，酒以发之，乱其清明，劳其脾胃，停湿生疮，动火助欲，因而致病者多矣。"由此可见，之所以不主张晚上饮酒，主要因为夜气收敛，一方面所饮之酒不能发散，热壅于胃，有伤心损目的可能性；另一方面酒本为发散走窜之物，又扰乱夜间人气的收敛和平静，伤人之和。此外，在关于饮酒的节令问题上，也存在两种不同看法。一些人从季节温度高低而论，认为冬季严寒，宜饮酒，以温阳散寒。

现在研究表明，药酒在晚上喝较好，服用后睡下，以助于药酒的吸收，并降低对脑的损伤，但最好在睡前两个小时服用。

3. 喝酒的温度

一些人主张冷饮，也有一些人主张温饮。主张冷饮的人认为，酒性本热，如果热饮，其热更甚，易于损胃。如果冷饮，则以冷制热，无过热之害。元代医学家朱震亨说酒"理直冷饮，有三益焉。过于肺入于胃，然后微温，肺先得温中之寒，可以补气；次

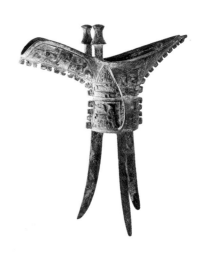

得寒中之温，可以养胃。冷酒行迟，传化以渐，人不得恣饮也。"但清人徐文弼则提倡温饮，他说酒"最宜温服""热饮伤肺""冷饮伤脾"。

实际上从临床的情况来看，酒虽可温饮，但不要热饮，热饮使酒的穿透力增强，对大脑的伤害较大，因此建议是常温服用。

4. 辨证使用

根据中医理论，饮酒养生较适宜于老年人，气血运行迟缓的、阳气不振的，以及体内有寒气、有痹阻、有瘀滞的患者。药酒随所用药物的不同而具有不同的性能，用补者有补血、滋阴、温阳、益气的不同，用攻者有化痰、燥湿、理气、行血、消积等的区别，因而不可一概用之。体虚者用补酒，血脉不通者则用行气活血通络的药酒；有寒者用酒宜温，而有热者用酒宜清。特别是对于治疗性的药酒，更需要在临床医生的指导下辨证使用。

5. 坚持饮用

由于在制作药酒时，常加药材10～20倍量的酒制作药酒，10ml药酒中只含0.5～1g药材，而常常每次服用在30～50ml，那相当于服用1.5～2.5g的生药，每天只能服用不足10g生药，而与一般常规每天服用20g生药相比，服用剂量较少。因此，为了能有效的保健和治疗，需要坚持饮用，古人认为坚持饮酒才可以使酒气相接。唐代大药学家孙思邈说："凡服药酒，欲得使酒气相接，无得断绝，绝则不得药力。多少皆以和为度，不可令醉及吐，则大损人也。"

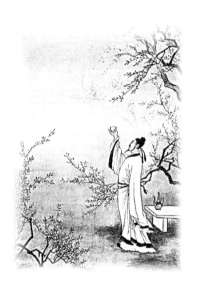

6. 辨证使用

治疗药酒一定要适合病症，有针对性服用，不可几种治疗作用不同的药酒同时或交叉服用，以免影响疗效或引起不良反应。服补性药酒，也要适合自己的身体状况，要有针对性，不可乱饮，否则会适得其反，有碍健康。

7. 要中病即止

用于治疗的药酒，在饮用过程中，应病愈即止，不宜长久服用，避免长期服用而造成对酒精的依赖性；滋补性药酒，也要根据自己的身体状况，适宜少饮，不可过量，以避免过量饮用而造成对身体的不必要的负担，未补却伤身。但对于养生保健用药酒，最好能长期服用。

六、服用药酒注意事项

酒本身就是药，也可以治病，与药同用，药借酒势，酒助药力，其效尤著，而且使适用范围不断扩大。因为药酒既有防病治病之效，又有养生保健、延年益寿之功，因而深受民众欢迎。但常人有云"是药三分毒"，药酒也不例外。如果不宜饮用或饮用不当，也会适得其反。因此注意药酒的各种禁忌和有节制的饮酒就显得尤为重要。

1. 适量而止

饮用时不宜过多，应适量饮用。凡服用药酒或饮用酒，要根据人的耐受力，要合理、适宜，不可多饮滥服，以免引起头晕、呕吐、心悸等不良反应。即使是补性药酒也不宜多服，如过量饮用含人参的补酒，可造成胸腹胀闷、不思饮食；多服了含鹿茸的补酒则可引起发热、烦躁，甚至鼻衄（即鼻出血）等症状。

2. 因人而宜

不宜饮酒的人不能饮用药酒。凡是药酒或饮用酒，不是任何人都适用的，不适用的，就要禁饮。如对酒精过敏的人群，还有孕妇、乳母和儿童等人就不宜饮用药酒，也不宜服用饮用酒。年老体弱者，因新陈代谢功能相对缓慢，饮酒时也应适当减量，避免给身体造成过重的负担。此外，对酒过敏的人或某些皮肤病患者也要禁用或慎用药酒。

3. 外用药酒，不能内服

凡规定外用的药酒，则禁内服。若内服的话，会引起头晕、呕吐，严重甚至会引起休克等不良反应，特别是含有剧毒中药的外用药酒，更不能内服。

七、药酒也可用水煎煮服用

制作药酒，一方面是有利于有效成分的浸出，提高疗效；另一方面则是为了使用方便。如果不会饮酒或不能饮酒的，可以选用相应的药酒方将药配齐后，直接用水煎煮服用，一样能达到治病防病的效果。

药酒是传统的有效剂型，在数千年的人类历史发展过程中，为我国人民的防病治病做出了较大贡献，我们需对流传下来的药酒进行去粗取精、去伪存真的筛选，并采用科学、规范的制作方法，才能使药酒发扬光大，为人类的健康事业作出更大的贡献。

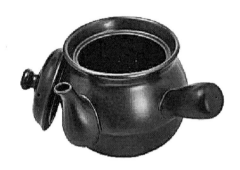

第二章 风湿痹症用药酒

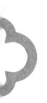

第一节
风湿性与类风湿性关节炎用药酒

二乌止痛酒

〔处　　方〕制川乌12g・制草乌12g・桑枝12g・桂枝12g・忍冬藤12g・红花12g・乌梅12g・威灵仙12g・甘草12g・中度白酒1L

〔制　　法〕将上述药物放入中度白酒中浸泡7日即可服用。

〔功能主治〕温经散寒止痛，活血祛瘀通络。主治风湿性关节炎。

〔用法用量〕口服，每次服30ml。日服2次，1个月为1疗程。

> ⚠ 注意事项：高血压病及心动过速者慎用。

处方来源　《实用中西医结合杂志》1993, 6（11）：697

二活川芎酒

〔处　　方〕羌活15g・独活15g・川芎20g・黑豆（炒香）30g・火麻仁30g・米酒2L

〔制　　法〕将前5味（除黑豆外）捣碎，置容器中，加入米酒，密封，浸泡10余日后，开封，再将黑豆炒香令烟起，趁热投入酒中，候冷，过滤去渣，即成。

〔功能主治〕祛风，活血，解痉。用于中风初得、颈项强直、肩背酸痛、肢体伛偻、时有恶风、发热。

〔用法用量〕口服：每次20～30ml（约1～2小杯），每日早、晚各服1次。

处方来源　宋·《圣济总录》

七叶莲酒

〔处　　方〕七叶莲200g・55°白酒1L

〔制　　法〕上药加白酒中，浸泡1星期后服用。服完，换第2剂药再服。

〈功能主治〉祛风除湿，活血止痛。用于治疗类风湿关节炎。

〈用法用量〉口服：每次服20～25ml，每日2次，3月为1疗程。

处方来源 《中国农村医学》1998，（5）：44

八角枫酒

〈处　　方〉八角枫1kg·白酒3L

〈制　　法〉取八角枫干根洗净切细，放入白酒中浸泡20日，密闭，隔日搅拌1次，取其上清药液即得。

〈功能主治〉祛风除湿，舒筋活络。用于慢性风湿性关节炎。

〈用法用量〉口服：每次10ml，每日2～3次。

处方来源 《中药制剂汇编》

九层风酒

〈处　　方〉九层风45g·红鱼眼45g·三根风30g·山大风30g·55°三花酒2.5L

〈制　　法〉取处方中药物混合，加三花酒，浸渍15日后，取上层澄清液备用。

〈功能主治〉祛风胜湿。用于风湿性关节炎。

〈用法用量〉若病人能饮酒又无禁忌证，则予内服药酒，每次20ml，每日2次，21天为1疗程；若病人不能饮酒，或有一定禁忌证（如肝炎、消化道疾患、高血压等）则采用水煎剂，剂量为每剂酒量的1/4，分早晚2次服，总剂量不定。

处方来源 《中药制剂汇编》

三乌酒

〈处　　方〉制川乌10g·制草乌10g·制首乌10g·千年健10g·钻地风10g·40°纯米酒500ml

〈制　　法〉将前5味切碎，置容器中，加入白米酒，密封，浸泡15天后，过滤去渣，即成。

〈功能主治〉祛寒湿，利关节，通络止痛。用于急、慢性关节炎，剧烈疼痛，由风寒湿邪深入脉络而发。

〈用法用量〉口服：能饮酒者每次服10ml，不能饮者，每次用5ml，温开水冲服。口服3次。

> ⚠ 注意事项：凡孕妇及热性关节炎患者忌服。

〈处方来源〉《中国当代中医名人志》

〈附　　记〉本方药性剧烈，宜饭后服。

三乌药酒

〈处　　方〉制川乌5g・制草乌10g・乌梅15丸・甘草10g・金银花10g・木瓜10g・威灵仙10g・白糖60g・白酒500ml

〈制　　法〉将前7味切碎，置广口瓶中，加入白酒和白糖，密封，浸泡7天后，过滤去渣，即得。

〈功能主治〉祛风散寒，舒筋通络止痛。用于风寒痹证（风湿性关节炎）。

〈用法用量〉口服：每次20ml，每日早、晚各1次。

〈处方来源〉《中国当代中医名人志》

天麻酒 II

〈处　　方〉天麻15g・蕲蛇12g・羌活6g・五加皮6g・秦艽6g・当归6g・红花9g・防风3g・白酒1L・白糖90g

〈制　　法〉将前8味捣碎或切成薄片，置容器中，加入白酒，密封，浸泡7天后，过滤去渣，加入白糖，溶化后，滤过，即成。或按渗漉法制成药酒1L。

〈功能主治〉祛风湿，活血通络。用于风湿性与类风湿性关节炎及关节疼痛等症。

〈用法用量〉口服：每次服30～60ml，日服2次。

〈处方来源〉《古今药酒大全》

〈处　　方〉檀香12g・当归12g・青风藤12g・海风藤12g・川芎12g・威灵仙12g・木瓜12g・白术（麸炒）18g・白芷18g・怀牛膝24g・红花24g・五加皮30g・橘皮30g・党参20g・姜黄20g・独活12g・川芎（炙）10g・草乌（炙）10g・公丁香8g・砂仁8g・木香8g・肉桂8g・玉竹12g・肉豆蔻（滑石煨）9g・豆蔻仁9g・栀子12g・白酒4L・冰糖200g

〈制　　法〉先将当归至玉竹等21味药（除橘皮外），酌予碎断，放入铜锅内，加入高出药物表面的清水，加热煎煮。当水量减少时可适量添水。每隔2～4小时取药汁1次。药料再加清水煎煮，如此反复3～4次，然后压榨去渣取汁，合并煎汁过滤静置。再置锅内加热浓缩。当锅面起有泡沫时，随时捞除。随着药液的增浓，适当降低火力，并用钢勺或木棒在锅底轻轻搅动防止焦化。待成稠膏时，取少许滴于能吸潮的纸上检视，以不渗纸为度，即成清膏。将白酒置铜罐（或瓷坛内）。同时将清膏，肉豆蔻至冰糖和橘皮等7味（先研成粗末）粗末共入罐内，移至开水锅中加热至罐内酒沸，沸后6～8分钟，立即将罐取出倒入缸中密封浸泡。浸泡约3～5个月即得。至时开封，取出清液，将残渣压榨过滤，合并静置后，装瓶备用。或将以上各药捣碎或切片，加白酒密封浸泡7日即得。

〈功能主治〉祛风除湿，舒筋活血。用于风湿性关节炎（风湿引起的关节疼痛、手足拘挛、四肢麻木、腰膝酸痛）及阴囊潮湿、妇人阴冷等症。

〈用法用量〉口服：每次服15～30ml，日服3次。

❗ 注意事项：孕妇忌服。

〈处方来源〉　《中药制剂手册》

〈处　　方〉蝮蛇4条・乌梢蛇4条・眼镜蛇1条・蕲蛇1条・赤链蛇2条・白酒5L

〔制　　法〕将上五蛇（活的）浸于白酒中，30天后即可饮用。待酒至半时再添酒至足数。

〔功能主治〕祛风攻毒，通络止痛，强壮身体。用于风湿性及类风湿性关节炎。

〔用法用量〕口服：每次服10～25ml，日服2次。

处方来源　《虫类药的应用》。

长宁风湿酒

〔处　　方〕蝮蛇1kg・眼镜蛇1kg・火赤链1kg（均用活蛇，先饿4～5日，待消化道排空）・当归120g・生地120g・威灵仙90g・土茯苓90g・防风60g・红花60g・木瓜30g・白酒8L

〔制　　法〕蝮蛇、眼镜蛇、赤链蛇均需用活蛇，分别浸酒1.5L，3周后滤取酒液，等量混合成为"三蛇酒"，余药用白酒2L浸泡3周，然后取用滤液。药渣再加水煎煮，再过滤取药汁去渣。将药酒、药汁、三蛇酒三者等量混合即成长宁风湿酒。

〔功能主治〕祛风湿，通经络，除痹止痛。用于类风湿性关节炎及其他性质的关节炎。

〔用法用量〕口服：每次服10～15ml，一日3次。

处方来源　《新医药学杂志》1973，（5）：23

〔附　　记〕该酒以祛风通络攻毒的蛇类，配以祛风湿、通经络类药及活血化瘀养血类药物，蛇组织含有丰富的生理活性物质，在抗炎、抗癌、扶助正气等方面，有着广泛应用。蛇毒比吗啡有更强大、更持久的镇痛作用。

化瘀逐痹酒

〔处　　方〕威灵仙40g・制川乌30g・虎杖30g・乳香20g・没药20g・土鳖虫20g・片姜黄20g・青木香20g・骨碎补20g・川蜈蚣大3条・白酒2L

〈制　　法〉上药打碎或切成薄片装入瓶中，浸粮食白酒，密封，每日摇荡1次，10日后服用。

〈功能主治〉行气活血通脉。用于治疗风湿性、类风湿性关节炎、肌炎、肌筋膜炎、骨质退行性变等。

〈用法用量〉每次服20ml，每日3次饭后服，服一料为1疗程，一般服2～3个疗程。

处方来源　《安徽中医临床杂志》1994，6（2）：2～4

〈附　　记〉以本方治疗痹症255例，其中腰臀肌筋膜炎50例，肩关节周围炎44例，风湿性关节炎31例，腰肌纤维炎24例，颈椎增生23例，类风湿性关节炎20例，腰椎间盘突出18例，腰椎增生16例，跟骨增生11例，梨状肌综合征8例，腰椎间盘突出手术后遗症6例，硬皮病3例，强直性脊柱炎1例，治疗结果治愈183例，占71.76%，显效33例，占12.94%，有效22例，占8.63%。

六方藤药酒

〈处　　方〉六方藤（根）100g · 白酒1.5L

〈制　　法〉将六方藤根用刷子刷净灰土，切成小块（或碾成粗末）置容器内，加白酒总量的3/4浸泡，密闭3日后滤出药液，再加白酒适量浸泡2次，每次2日，过滤，合并3次滤液，混匀，静置3日，过滤，加白酒至1L即得棕褐色澄明液体，1ml相当于生药0.1g。

〈功能主治〉祛风除湿。用于风湿性关节炎。

〈用法用量〉口服：每次5～15ml，每日3次。

❗ 注意事项：本品毒性较大，不可多服，孕妇、肾脏及体弱者忌服，高血压及心脏病患者慎用。忌酸冷鱼腥、豆类。

处方来源　《中药制剂汇编》

〔附　　记〕其毒性症状为恶心呕吐、腹痛和抑制性呼吸心跳；轻微者可用茶叶水解救；轻者洗胃并注射咖啡因、可拉明等强心剂；重者注射防己毒素或洋地黄

火把花根药酒

〔处　　方〕火把花根100g • 白酒1L

〔制　　法〕将火把花根去净泥土，切成小块，置容器内加白酒总量的1/2，密闭浸泡7日，倾出上清液，再加入余下1/2的白酒，密闭浸泡4日，倾出上清液，合并2次倾出液，静置3日，滤过即可。

〔功能主治〕祛风除湿。用于类风湿性关节炎。

〔用法用量〕口服：每次10～20ml，每日3次。

〔处方来源〕《中药制剂汇编》

乌七酒

〔处　　方〕制川乌10g • 制草乌10g • 三七10g • 三分三10g • 雪上一枝蒿5g • 95%乙醇1L

〔制　　法〕上药用95%乙醇（酒精）浸泡1星期后使用。

〔功能主治〕消肿止痛，祛风除湿，温经化瘀。用于治疗风湿性关节炎。

〔用法用量〕外用：用纱布口罩一二个，覆盖于患部之上，再用干棉球或5ml注射器一具，吸取药酒喷淋于口罩中央部分，以湿润饱和不流药酒为度，然后用火柴点燃，至病人感觉皮肤烫得不能忍受时，再移动口罩，移动范围应略大于患病部位。在移动中，不断喷淋药酒以保持继续燃烧，要停止治疗时，停加药酒或用手直接快速覆盖于口罩上，火即熄灭。每日治疗一次。依病情轻重程度不同，每次治疗15～30分钟或更长。每10日1疗程，一般治疗1～2个疗程。

❗ 注意事项：表皮有破损则不应使用本法。

〔处方来源〕《云南中医杂志》1992，13（4）：8

乌鸡桂圆酒

〈处　　方〉桂圆肉20g・乌骨鸡30g・黄芪30g・当归20g・玉竹20g・五加皮15g・白酒1L

〈制　　法〉将前6味共研细末或切成薄片，置容器中，加入白酒，密封，浸泡10天后即可取用。

〈功能主治〉祛风除湿，养血活络。用于风湿性关节炎等疾病。

〈用法用量〉口服：每次20～30ml，每日2～3次。

〈处方来源〉《福建中医药》1984，（4）：36

风伤药水

〈处　　方〉泽兰15g・莪术15g・三棱15g・归尾15g・桑寄生15g・乌药15g・制草乌15g・制川乌15g・川续断15g・络石藤15g・两面针15g・红花15g・防风15g・白花蛇舌草15g・五加皮15g・威灵仙15g・土牛膝15g・樟脑30g・白酒2L

〈制　　法〉将上诸药切片与酒一并置入容器中，密封浸泡1个月后即成，备用。

〈用法用量〉活血化瘀，祛风除湿。用于风湿性关节炎或跌打损伤后期、关节酸痛等症（气血寒凝、风湿侵袭所致者）。

〈用法用量〉外用：将药水涂擦患处，每日2～3次。

〈处方来源〉《林如高骨伤验方歌诀方解》

〈附　　记〉本方有剧毒，不可饮用。

风湿止痛药酒

〈处　　方〉豨莶草150g・制川乌15g・制附子15g・炙甘草15g・露蜂房45g・穿山甲45g・乌梢蛇45g・全蝎45g・土鳖虫45g・桂枝45g・桑寄生45g・红花30g・青风藤30g・络石藤60g・石楠藤60g・牛膝15g・蜈蚣9g・蔗糖1kg・白酒7L

〈制　　法〉将前17味捣为粗末或切片，入布袋，置容器中，加入白酒，密封，每天搅拌1次，浸泡30～40天后，取出布袋压

榨，合并，滤过。滤液加蔗糖（或白糖），搅拌溶解，静
置15天，滤过，即成。

〔功能主治〕祛风散寒，除湿通络。用于风湿性关节炎（风寒湿痹、关
节疼痛）。

〔用法用量〕口服：每次服10～15ml，日服2～3次。

> ❗ 注意事项：凡孕妇及小儿忌服。

处方来源 《药酒汇编》

风湿关节酒

〔处　　方〕牛膝60g • 制草乌（甘草、银花水
制）60g • 桂枝60g • 松节60g • 羌
活60g • 防风120g • 鸡血藤
120g • 人参120g • 甘草120g • 木
瓜60g • 威灵仙60g • 萆薢150g • 川
芎150g • 当归150g • 苍术150g • 白
芍150g • 乌梢蛇（酒制）150g • 佛手150g • 穿山
龙120g • 老鹳草80g • 红曲80g • 五加皮80g • 独活
120g • 红糖1kg • 白蜜1kg • 白酒30L

〔制　　法〕将前23味粉碎或切片，（除红曲外）置容器中，装回流
罐，另取45°白酒，分次加入25、15、10L，加入红曲兑
色，每次均加热至酒沸30分钟，取出药液，将残渣压榨，
榨出液与3次浸出液合并，置罐内，混匀，储存1个月，静
置滤过，即得。也可将以上各药加入白酒，密封浸泡7天，
即可。

〔功能主治〕驱寒散风除湿，活血通络止痛。用于风湿性关节炎（关节
疼痛、肩背沉酸、四肢麻木）。

〔用法用量〕口服：每次服15～30ml，日服2次。

> ❗ 注意事项：孕妇忌服。

处方来源 《北京市中成药规范》

风湿灵药酒

〔处　　方〕羌活20g・独活25g・人参6g・制川乌6g・木瓜20g・牛膝25g・西红花6g・制杜仲25g・桑寄生20g・黄芪30g・白术10g・高粱酒3L

〔制　　法〕上药加入盛有高粱酒的坛中，密封浸泡7日即可。

〔功能主治〕扶正散寒，化湿通络，强筋健骨。用于风湿性关节炎、类风湿性关节炎。

〔用法用量〕口服：每次15ml，每日服3次，30日为1疗程。

〔处方来源〕《时珍国医国药》2000，11（8）：738

风痛药酒

〔处　　方〕丁公藤200g・白芷16g・青蒿16g・桂枝16g・威灵仙16g・五加皮12g・小茴香12g・防己12g・羌活12g・麻黄32g・当归10g・川芎10g・栀子10g・50°白酒3L

〔制　　法〕将前13味捣碎或切成薄片，和匀，置容器中，加入白酒，密封，浸泡（夏秋季45天，春冬季60天）。滤取上清液，将药渣压榨，榨出液与浸液合并，静置4天。滤过即得。

〔功能主治〕祛风通络，散寒止痛。用于风寒湿痹、四肢麻木、筋骨疼痛、腰膝乏力、老伤复发。可用于风湿性关节炎等。

〔用法用量〕口服：每次服15ml，日服3次。

〔处方来源〕《上海市药品标准》

风湿药酒Ⅰ

〔处　　方〕四块瓦30g・大血藤30g・见血飞30g・岩石桑根30g・威灵仙30g・八爪金龙40g・水冬瓜根40g・五香血藤40g・白筋条20g・牛膝20g・杜仲20g・蜈蚣10条・三七28g・红花10g・55°白酒4L

〔制　　法〕将前14味捣碎或切片，置容器中，加入白酒，密封，浸泡7～10天后，过滤去渣，即成。

〔功能主治〕祛风除湿，活血止痛。用于风湿性关节炎、手足麻木、风湿骨病。

〔用法用量〕口服：每次服15～20ml，日服1次。

〔处方来源〕 《中国当代中医名人志》

风湿药酒Ⅱ

〔处　　方〕全虫50g・当归头50g・川牛膝50g・川芎40g・红花45g・白芥子30g・麝香1g・白酒2.5L

〔制　　法〕将前6味切碎，麝香研细末，同置容器中，加入白酒，密封，浸泡1个月后，过滤去渣，即成。

〔功能主治〕活血祛风，搜风通络。用于类风湿性关节炎等关节疼痛症、以关节游走性疼痛为主者。

〔用法用量〕口服：于每晚临睡前服30ml。

〔处方来源〕 《国医论坛》

风湿药酒方Ⅰ

〔处　　方〕制川乌15g・制草乌15g・乌梅15g・牛膝15g・大青叶15g・金银花10g・白酒1L

〔制　　法〕将前6味切片，置容器中，加入白酒，密封，浸泡10天后.过滤去渣，备用。

〔功能主治〕祛风除湿，消炎解毒，温经止痛。用于半身不遂、类风湿性关节炎（肢体变形、活动受限者佳）。

〔用法用量〕口服：每次服5～10ml，每日早、晚各服1次。

〔处方来源〕 《中国当代中医名人志》

〔附　　记〕上述剂量勿过量，口唇麻木者可减量服之。验之临床，确有良效。

风湿药酒方Ⅱ

〔处　　方〕制川乌15g・制草乌15g・威灵仙15g・防己15g・制杜仲15g・乌梅20g・忍冬藤20g・茜草25g・白酒1L

〔制　　法〕将前8味切成片，置容器中，加入白酒，密封，浸泡10天后，过滤去渣，即成。

〈功能主治〉祛风除湿、活络消炎。用于类风湿性关节炎。

〈用法用量〉口服：每次服15~30ml，日服2次。

〈处方来源〉《辽宁中医杂志》

风湿药酒Ⅲ

〈处　　方〉鸡血藤100g・豨莶草100g・红藤100g・老鹳草100g・制首乌50g・苍术50g・（炒）萆薢50g・乌梢蛇50g・桂枝50g・苍耳子50g・白鲜皮50g・苦参50g・寻骨风50g・桑枝50g・生地黄50g・川芎25g・红花25g・五加皮25g・晚蚕沙25g・石菖蒲25g・杜衡25g・高良姜25g・白芷25g・白酒12L

〈制　　法〉将上诸药研成粗粉，放入回流提取器内，加入白酒12L，分2次作溶媒，热回流提取2次，每次2小时，最后回收药渣内的残余酒液，并混合，静置沉淀，过滤瓶装备用。也可将以上各药切片，加入白酒密封浸泡10日即得。

〈功能主治〉祛风活血，利湿通络。用于风湿性关节炎、四肢麻木、酸痛。

〈用法用量〉口服：每次服15~20ml，日服2次。

〈处方来源〉《江苏省药品标准》

风湿骨痛酒Ⅰ

〈处　　方〉鸡血藤90g・络石藤90g・海风藤90g・桑寄生90g・五加皮60g・白酒3L

〈制　　法〉将前5味切成薄片，置容器中，加入白酒，密封，浸泡30天后，过滤去渣，即成。

〈功能主治〉祛风除湿，舒筋通络。用于风湿性关节炎及关节疼痛。

〈用法用量〉口服：每次服15~30ml，日服2次。

〈处方来源〉《中药制剂汇编》

风湿骨痛酒Ⅱ

〈处　　方〉飞龙掌血100g・大血藤100g・狗脊100g・虎杖100g・七叶莲100g・芦子100g・八角枫100g・白酒5L

〈制　　法〉将上药切成片，加酒2L，浸泡1个月。过滤加酒，制成2L，置避光容器内，密封。

〈功能主治〉祛风除湿，活血通络。用于跌打损伤、风湿性关节炎。

〈用法用量〉口服：每次10ml，每日3次。

> ❶ 注意事项：孕妇忌服。

处方来源　《中药制剂汇编》

风湿酒Ⅰ

〈处　　方〉独活15g・桂枝15g・大活血15g・白马骨15g・绣花针15g・钻地风15g・五加皮15g・枫荷梨30g・牛膝9g・淫羊藿9g・石菖蒲9g・千年健9g・甘松9g・元胡9g・全蝎3g・蜈蚣3g・50°白酒2L

〈制　　法〉将前16味切成片，置容器中，加入白酒，密封，浸泡7~10天后，过滤去渣，即成。

〈功能主治〉祛风除湿，活血祛瘀，通络止痛。用于痹证（关节炎、坐骨神经痛）。

〈用法用量〉口服：每次服10~15ml或用温开水兑服，每日早、晚各服1次。

处方来源　《百病中医膏散疗法》

风湿酒Ⅱ

〈处　　方〉伸筋草10g・舒筋草10g・木通10g・血竭10g・制川乌10g・制草乌10g・广木香10g・丁香10g・桂尖10g・海蛆10g・土鳖虫15g・穿山甲15g・血通15g・防风15g・杜仲15g・川芎15g・当归15g・三七5g・红花3g・白酒2L

〈制　　法〉将前19味切碎，置容器中，加入白酒，密封，浸泡7~10天后，即可开封服用。酒尽，再加白酒浸泡7天，去渣，备用。

〈功能主治〉祛风散寒除湿，活血通络止痛。用于风湿性关节炎。

〈用法用量〉口服：每次服10～15ml，日服3次。

〔处方来源〕《中国当代中医名人志》

风湿酒Ⅲ

〈处　　方〉大活血300g·制川乌90g·制草乌90g·红花90g·乌梅90g·金银花150g·甘草150g·白酒7L

〈制　　法〉各药加工处理后，合装瓶内，白酒少许加温配入药中，搅拌均匀后加入其余密封，浸7日后滤出药酒。

〈功能主治〉散风通络，舒筋活血。用于风湿性关节炎。

〈用法用量〉口服：每次5～10ml，每日2～3次，7日为1疗程。

〔处方来源〕《中药制剂汇编》

风湿酒Ⅳ

〈处　　方〉苍术30g·高粱根须30g·桑寄生30g·红牛膝30g·酸木瓜30g·刺力30g·制杜仲30g·茄子根30g·白酒3L

〈制　　法〉将上药切成片，用白酒泡1月以上，随时搅拌，滤取清液。

〈功能主治〉除风湿，强腰膝，止痛。用于风湿性关节疼痛。

〈用法用量〉口服：每日10ml，每日3次。

〔处方来源〕《中药制剂汇编》

〈附　　记〉本方在《中药制剂汇编》中剂量不全。根据药物组成可各药等份使用。

风湿酒Ⅴ

〈处　　方〉制川乌15g·制何首乌15g·制草乌6g·追地风9g·千年健9g·白酒250ml

〈制　　法〉将上药饮片浸泡于白酒中，密封48小时，即可取用。

〈功能主治〉祛风散寒，活血止痛。用于风湿性关节炎、类风湿性关节炎、腰腿痛。

〔用法用量〕口服：每次5～10ml，每日3次。

> ⚠ 注意事项：高血压病、心脏病、风湿热、严重溃疡病患者均忌用。

〔处方来源〕《中药制剂汇编》

玉藤风湿酒

〔处　　方〕飞龙掌血50g · 黑骨头50g · 玉葡萄根50g · 四块瓦50g · 虎杖50g · 杜仲50g · 大血藤50g · 大发汗50g · 吹风散50g · 50°白酒5L

〔制　　法〕取上药，洗净切片，干燥，用白酒浸泡，淹过药面，第1周内每日搅拌1次，浸泡2星期，滤过，合并2次滤液约得4L。

〔功能主治〕舒筋活血，祛风除湿。用于风湿性关节炎。

〔用法用量〕口服：每次10～20ml，每日早、晚各1次。

〔处方来源〕《中药制剂汇编》

四乌一子酒

〔处　　方〕制川乌15g · 制草乌15g · 乌梢蛇15g · 乌梅15g · 草子（肥田草子的果实）15g · 白酒500ml

〔制　　法〕将前5味捣碎，置容器中，加入白酒。密封，浸泡7天后即可取用。浸泡时间长更好。

〔功能主治〕温经止痛。用于风湿性关节炎。

〔用法用量〕口服：每月1剂，每天2次，每次约服用15ml。

〔处方来源〕《医学文选·祖传秘方验方集》

〔附　　记〕临证应用，可随证加减，若腰痛甚者加杜仲、狗脊；膝下加牛膝；筋急加木瓜。在一般情况下，酌加乳香、没药。

白蒺藜药酒

〈处　方〉蒺藜（去皮，刺）1.5kg • 青稞500g

〈制　法〉取白蒺藜1kg，与青稞混合，加水约4L，煎煮，取出放至室温，下曲发酵，再取白蒺藜500g，加水10L，煎煮汤液，慢慢兑入上述发酵液中，置热处，密封贮存6～8日，即得。

〈功能主治〉祛风除湿，通经活络。用于风湿性关节炎、关节肿痛、头晕、耳鸣及慢性盆腔炎、肾炎、妇女月经不调、白带过多。

〈用法用量〉热服：每次50～100ml，每日2次。

〈处方来源〉《新编中成药》

半枫荷叶酒

〈处　方〉半枫荷150g • 五加皮150g • 广陈皮150g • 何首乌150g • 千斤拔150g • 当归150g • 橘红皮100g • 制川乌100g • 牛膝100g • 50°～60°糖波酒（榨蔗糖的糖液蒸出的酒）12L（或白酒12L）

〈制　法〉将前9味切片置瓷缸内，加入糖波酒（白酒也可），密盖，浸泡2～3周（夏季可减少几天，冬季可增加几天），过滤去渣，即得。

〈功能主治〉祛风湿，强筋骨，止疼痛。用于类风湿性脊椎炎、腰肌劳损及关节扭伤等症。

〈用法用量〉口服：每次服15ml，日服2次。

〈处方来源〉《广西卫生》

冯了性药酒

〈处　方〉雷公藤20g • 白芷16g • 青蒿16g • 桂枝16g • 威灵仙16g • 五加皮12g • 小茴香12g • 防己12g • 羌活12g • 独活12g • 麻黄30g • 当归尾10g • 川芎10g • 炒栀子10g • 白酒2L

〈制　法〉将前14味粗碎蒸透或直接切片，然后可用冷浸法或温湿法制取，冷浸法一般需经过10～15天。热浸法指用隔水加热

法在浸泡过程中加热2~3天。然后过滤去渣,静置滤过,
分装即成。

〔功能主治〕祛风湿,温经散寒,活血通络,止痛。用于风湿性关节炎
(感受风寒湿邪、筋骨关节疼痛、四肢麻木、活动不遂等)
及跌打伤痛。

〔用法用量〕口服:每次服15ml,日服3次。

外用:隔水温热,频擦患处。

⚠ 注意事项:热痹忌服。

㊟处方来源 《上海国药业固有成方》

〔附　　　记〕验之临床,坚持服用,确有良效。用治类风湿性关节炎,
效果亦佳。

加味风湿酒

〔处　　方〕三叶青藤100g · 九层风150g · 红鱼眼150g · 大风艾
100g · 制杜仲200g · 两面针30g · 白酒5L

〔制　　法〕将前6味捣碎或切成薄片,入布袋,置容器中,加入白酒,
密封,浸泡20天后,即可服用。

〔功能主治〕祛风活血,通络止痛。用于风湿性关节炎。

〔用法用量〕口服:每次15~25ml,每日3次。也可外用擦患处。

㊟处方来源 《新编中成药》

关节炎酒

〔处　　方〕制川乌6g · 制草乌6g · 红花6g · 当归6g · 枸杞子9g · 杜
仲9g · 木瓜9g · 乌梢蛇9g · 牛膝9g · 党参6g · 白酒500ml

〔制　　法〕将前10味切碎,置容器中,加入白酒,密封,浸泡2周后,
过滤去渣,即成。

〔功能主治〕活血祛风,强筋壮骨。用于风湿性关节炎。

〔用法用量〕口服:每次服10ml,日服2~3次。

㊟处方来源 《中药制剂汇编》

西藏雪莲药酒

〈处　方〉雪莲花250g · 木瓜25g · 桑寄生25g · 党参25g · 芡实25g · 杜仲20g · 当归20g · 黄芪20g · 独活18g · 秦艽12g · 巴戟天12g · 补骨脂12g · 黄柏10g · 香附10g · 五味子8g · 鹿茸8g · 冰糖750g · 白酒7.5L

〈制　法〉将上药共研为粗末或切成薄片，与白酒一起置入容器中，密封浸泡25～30日，去渣，加入冰糖，搅拌溶解后，过滤即成。

〈功能主治〉祛风除湿，养血生精，补肾强身。用于风湿性关节疼痛、伴见腰膝酸软、目眩耳鸣、月经不调。

〈用法用量〉口服：每次服15～20ml，每日2次。

> ⚠ 注意事项：孕妇忌服。

处方来源　《古今名方》

抗风湿酒Ⅰ

〈处　方〉五加皮20g · 麻黄20g · 制川乌20g · 制草乌20g · 乌梅20g · 甘草20g · 木瓜20g · 红花20g · 60°白酒2L

〈制　法〉将前8味切碎，置容器中，加入白酒，密封，浸泡10～15天后，过滤去渣，再加白酒至2L，静置24小时，滤过即成。

〈功能主治〉祛风除湿，舒筋活血。用于风湿性关节炎。

〈用法用量〉口服：每次服5～10ml，日服3次。

处方来源　《中药制剂汇编》

〈附　记〉验之临床，多服用。每收良效，疗程与病程有关。

抗风湿酒Ⅱ

〈处　方〉雷公藤250g · 青风藤150g · 当归40g · 防己40g · 制川乌60g · 桂枝60g · 川牛膝60g · 海风藤60g · 秦艽60g · 黄芪80g · 红花30g · 甘草20g · 冰糖250g · 白酒10L

〈制　法〉上药加水5L，煎至1L，过滤去渣，加入冰糖，化后待冷，加入白酒装瓶密封，备用。用时摇匀。或将以上各药切片，加入白酒密封浸泡10天即得。

〈功能主治〉益气活血，祛风除湿，通络止痛。用于类风湿性关节炎偏寒型者。

〈用法用量〉口服：每次饭后服20～30ml，日服3次。

〈处方来源〉《河北中医》

〈附　记〉随证加味：若上肢疼痛加羌活；腰骶部疼痛加杜仲、桑寄生、刘寄奴、川续断；关节肿大明显时加皂刺、松节；夹湿加萆薢、苍术、薏苡仁；疼痛顽固不消时加虫类药搜剔，如土鳖虫、穿山甲、蜈蚣等；症状减轻后适当加减通络药，渐增扶正药，如淫羊藿、骨碎补、狗脊、太子参、鹿茸。

抗风湿酒 Ⅲ

〈处　方〉雷公藤25g・青风藤150g・生地100g・黄精80g・秦艽80g・丹参80g・海风藤60g・忍冬藤60g・怀牛膝60g・白木耳40g・石斛40g・白酒10L

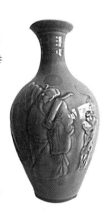

〈制　法〉上药加水5L，煎至1L，过滤去渣，加冰糖250g，化后待冷，加入白酒，装瓶密封备用。用时摇匀。或将以上各药切片，加入白酒密封浸泡10天即得。

〈功能主治〉养阴清热，祛风除湿，活血通络。用于类风湿性关节炎（偏热型者）。

〈用法用量〉口服：每次饭后服20～30ml，日服3次。

〈处方来源〉《河北中医》

〈附　记〉随证加味：若上肢痛加桂枝；下肢痛加木瓜；夹湿去石斛；湿热加苍术、黄柏、木通；其痛顽固不消，须虫类经搜剔时加地龙、僵蚕；病情好转后加枸杞子、何首乌、沙参、伸筋草。

龟蛇酒

〈处　　方〉金龟10g・眼镜蛇10g・乌梢蛇15g・银环蛇10g・党参20g・黄芪25g・制杜仲20g・枸杞子30g・当归20g・白酒2L

〈制　　法〉以上各味药切成薄片，置容器中，加入白酒，密封，浸泡1周后，即可服用。

〈功能主治〉补益肝肾，滋阴益气，祛风缓痉，活血通络。用于风湿性关节炎、慢性腰腿痛。

〈用法用量〉口服：每次25ml，每日2次，分早、晚服，1月为1疗程。

〈处方来源〉《湖南中医杂志》1995，11（5）：13

驱风蛇酒

〈处　　方〉蛇肉（蕲蛇肉佳）150g・当归10g・炙黄芪10g・川芎10g・白芍10g・白芷10g・川续断10g・菊花10g・酸枣仁10g（炒）・伸筋藤12g・大秦艽12g・走马胎12g・熟地黄12g・五加皮12g・牛膝12g・炙党参20g・菟丝子20g・杜仲20g・远志12g・干姜12g・枸杞子子12g・威灵仙25g・独活60g・桂圆肉20g・陈皮15g・红枣40g・白酒6L

〈制　　法〉先将蛇肉用白酒适量润透，蒸熟，冷却后置容器中。加入50°白酒，密封，浸渍90天；其余25味药捣碎，置容器中，加入40°白酒，密封，浸泡45～50天，合并滤液和榨出液，加入香精适量，搅匀。滤过，即成。或将以上各药切片（段），加入白酒密封浸泡30天即得。

〈功能主治〉驱风祛湿，活络强筋，通络止痛。用于风湿性关节炎、手足麻木不舒等症。

〈用法用量〉口服：每次（服30～60ml），日服3次。
外用：将此酒烫热涂擦患处，日擦3～4次。

〈处方来源〉《药酒汇编》

青囊药酒Ⅰ

〈处　　方〉苍术60g・乌药60g・制杜仲60g・牛膝60g・陈皮30g・厚朴30g・当归30g・枳壳30g・独活30g・槟榔30g・木瓜30g・川芎30g・桔梗30g・白芷30g・茯苓30g・半夏30g・麻黄30g・肉桂30g・防己30g・甘草30g・白芍30g・白酒4L

〈制　　法〉将前21味共研为粗末或切成薄片，入布袋。置容器中，加入白酒，密封。隔水加热约2小时，取出待冷，埋地下3天后，过滤去渣，即成。

〈功能主治〉散寒燥湿，活血消肿。用于风湿性关节炎、关节疼痛。

〈用法用量〉口服：每次服20～30ml，日服2次，或不拘酌情随量饮之。

处方来源　明・《万病回春》

〈附　　记〉①浸酒后药渣，晒干研细末，以酒为丸，饭前用药酒送服此丸3～5g；②此药酒适用于痹证初起，如风湿日久、肝肾、气血已虚，宜改服补益成分较多的药酒或药物；③如局部红肿明显，有发热现象的，是属湿热为患，不宜服用此药酒。

狗骨木瓜酒Ⅰ

〈处　　方〉狗骨（油炙酥）35g・当归50g・川芎50g・淫羊藿（羊油制）50g・白芍（酒制）50g・五加皮50g・独活50g・羌活50g・桑寄生50g・杜仲（盐制）40g・续断（酒制）40g・牛膝50g・威灵仙50g・透骨草50g・防己40g・防风50g・桂枝40g・木瓜50g・牡丹皮50g・白芷50g・麻黄30g・苍术（炒）50g・细辛20g・三七30g・红花30g・乌药50g・乳香（炒）30g・没药（炒）40g・秦艽30g・甘草20g・鸡血藤膏40g・白酒15L

〈制　　法〉将前30味捣为粗末或切成薄片，入布袋，置容器中，加入白酒，密封，每天搅拌1次，浸泡30～40天后，取出布袋压榨，合并，滤过。滤液加鸡血藤膏，搅拌溶解，静置15天，滤过，即成。

〈功能主治〉祛风除湿，活络止痛。用于风湿性关节痛、跌打损伤、四肢麻木、半身不遂。

〈用法用量〉口服：每次20～30ml，每日2次。

⚠ 注意事项：孕妇忌服。

㊟处方来源 《新编中成药》

狗骨木瓜酒Ⅱ

〈处　　方〉狗骨（或用牛骨、羊骨，油炙酥）30g • 木瓜9g • 白术30g • 桑枝12g • 五加皮12g • 当归12g • 天麻12g • 川牛膝12g • 红花10g • 川芎12g • 玉竹15g • 秦艽12g • 防风15g • 冰糖（捣碎）10g • 60°～65°白酒2L

〈制　　法〉上药切片，放入白酒密封浸泡3～4个月。

〈功能主治〉祛风除湿，温经通络。用于寒湿型类风湿性关节炎。

〈用法用量〉温服：每次50ml，每日2次。

⚠ 注意事项：孕妇及湿热型患者忌服。

㊟处方来源 《中医研究院中药制剂手册》

狗骨酒

〈处　　方〉狗骨（或牛骨、羊骨，油炙酥）12g • 龟板（炙酥）15g • 薏苡仁（麸酥）12g • 木瓜15g • 淫羊藿（羊脂炒）12g • 牛膝9g • 萆薢12g • 白酒（40°～50°）1L

〈制　　法〉上药切碎或切片，入酒中，密封浸泡1个月。

〈功能主治〉补益肝肾，祛风除湿。用于寒湿型、肝肾亏虚型的类风湿性关节炎。

〈用法用量〉温服：每次20～30ml，每日2次。

⚠ 注意事项：孕妇及阴虚湿热者忌用。

㊟处方来源 《中国食疗学》

枫荷梨祛风湿酒

〔处　　方〕枫荷梨根60g・川牛膝12g・八角枫根30g・钩藤12g・大活血18g・金樱子根18g・丹参18g・桂枝12g・红糖60g・白酒1L

〔制　　法〕枫荷梨根、八角枫根、金樱子根分别切片后加水超过药面煎煮2次，每次在煮沸后3~4小时过滤浓缩成膏。其他药切片，用酒热浸后，浸渍1个月去渣，过滤收集酒液。将上两法制得的浓缩膏与酒液混合加入红糖溶解（红糖最好先制成糖浆后再加混合），放置澄清，细布过滤，分装即得。

〔功能主治〕祛风湿，通经络，利关节。用于治疗风湿性关节炎、跌打损伤、半身不遂及扭挫伤等症。

〔用法用量〕口服：每次15g，每日2~3次。

〔处方来源〕《中药制剂汇编》

国公酒Ⅰ

〔处　　方〕当归46g・羌活46g・乌药46g・五加皮46g・苍术46g・防风46g・青皮46g・枳壳46g・独活46g・白术46g・佛手46g・牡丹皮46g・川芎46g・白芷46g・木香46g・木瓜46g・白芍46g・槟榔46g・厚朴46g・红花46g・广陈皮46g・天南星46g・枸杞子46g・牛膝46g・紫草46g・栀子46g・麦冬46g・破故纸46g・玉竹150g・红曲230g・冰糖7kg・白酒18L

〔制　　法〕将前28味（除红花、红曲外）均磨成粗粉或切片，再与红花、红曲和匀，置容器中，加入白酒，密封，浸泡70天后，过滤去渣，药渣压榨，将压榨液与浸液合并，加入冰糖，搅拌，溶解后滤过，静置3天后再滤过，分装即成。

〔功能主治〕祛风除湿，活血通络，行气止痛，强筋壮骨。用于风湿性关节炎（骨节疼痛、四肢麻木、步行无力等）及一切风寒湿痹。

〔用法用量〕口服：每次服10~15ml，日服2~3次。

〔处方来源〕《药酒汇编》

昆明山海棠酒

〈处　　方〉昆明山海棠干根200g・白酒1L

〈制　　法〉上药切片浸泡白酒半月。

〈功能主治〉祛风除湿，舒筋活络，清热解毒。用于治疗类风湿性关节炎。

〈用法用量〉口服：每次10~20ml，每日3次。

〈处方来源〉《中国民族民间医药杂志》1996，（5）：8

金龙酒

〈处　　方〉全蝎9g・蜈蚣9g・乌梢蛇30g・白酒500ml

〈制　　法〉将前3味捣碎或切片，入布袋，置容器中，加入白酒，密封，浸泡14~30天后，即可服用。

〈功能主治〉祛风湿，止痉挛，搜风通络。用于类风湿性关节炎。

〈用法用量〉口服：每晚服用20~50ml。

〈处方来源〉《食物疗法》

爬山虎叶药酒

〈处　　方〉鲜爬山虎叶35g・活雄螃蟹2个・活土鳖虫4个・65°白酒500ml

〈制　　法〉将鲜爬山虎叶洗净，切碎，与螃蟹、土鳖虫一起放入白酒内浸泡7日。

〈功能主治〉活血祛湿。用于风湿性关节炎。

〈用法用量〉每日早、晚各服一酒杯。

> ❗ 注意事项：孕妇忌服。

〈处方来源〉《中药制剂汇编》

狗骨胶酒

〈处　　方〉狗骨胶100g・穿山龙150g・黄酒330ml・65°白酒1L

〈制　　法〉取穿山龙粉碎为粗粉，白酒浸渍72小时后开始渗漉，收集漉液约600ml；另将狗骨胶溶于黄酒中，与穿山龙渗漉液合并，补充白酒至全量，搅匀，室温静置，过滤，包装即得。

〔功能主治〕散寒镇痛，活血祛风，强筋壮骨。用于风湿性关节炎、类风湿性关节炎。

〔用法用量〕口服：每次20～30ml，每日3次。

> ⚠ 注意事项：急性充血、炎症禁用，肺心病、肺结核、孕妇、胃切除、有溶血病史者慎用。

〔处方来源〕《中草药通讯》1977，（5）：21

〔附　　记〕狗骨胶的制备（《中草药通讯》）：取生狗骨1kg破碎成3～5寸长，用水浸洗二三日，置锅中分次水煎至胶尽，合并煎液，加白矾少许静置，取上清液浓缩，再依次加冰糖14g、豆油3g、黄酒2L，搅匀后移入凝胶箱，凝固后，切成胶片或胶丁。

活血龙药酒

〔处　　方〕虎杖根500g · 金雀根500g · 白酒2L

〔制　　法〕上药洗净切成薄片，干燥，置锅内水浸没药物，加热煮沸1小时，经常翻动搅拌，过滤。再按上次煎煮一次，将二次滤液合并，置文火上蒸发浓缩，至200g左右。稍冷，加入白酒700ml，搅拌混合，不使药物结成黏块。冷后倾出，置清洁干燥的玻璃瓶中，静置一夜，滤去沉淀，再用白酒加至1L，加入白糖100g（用少量开水溶解）。搅拌，包装于清洁干燥的棕色玻璃瓶内，密封贮存于阴凉处。

〔功能主治〕清热利湿，散瘀活血。用于关节疼痛及风湿性关节炎。

〔用法用量〕口服：每次10ml，每日3次。

〔处方来源〕《中药制剂汇编》

泡酒方Ⅱ

〈处　　方〉儿茶8g · 乳香8g · 没药8g · 海龙8g · 碎蛇（白花蛇）8g · 石燕半个 · 血竭45g · 自然铜（醋淬）15g · 制杜仲9g · 制草乌12g · 制川乌12g · 炒北五味30g · 制首乌24g · 蜈蚣（焙研细末）5条 · 白酒3L

〈制　　法〉将前14味切碎，置容器中，加入大曲酒，密封，浸泡2周后，再加白酒，静置1日后，过滤去渣，即成。

〈功能主治〉祛风除湿，活血化瘀，通络止痛。用于风湿性关节炎、风湿病。

〈用法用量〉口服：每次服15～30ml，或随量饮，日服3次。

〈处方来源〉《王渭川临床经验选》

泡酒方Ⅲ

〈处　　方〉枸杞子30g · 黄精30g · 苍术30g · 制川乌30g · 熟附片30g · 羌活15g · 独活15g · 威灵仙15g · 当归15g · 姜黄15g · 蜈蚣（焙研细末）20g · 乌梢蛇90g · 千年健60g · 大曲酒2L

〈制　　法〉将前13味切碎，置容器中，加入大曲酒，密封，浸泡2周后，过滤去渣，即成。

〈功能主治〉温经散寒，祛除风湿，通络止痛。用于风湿性关节炎、四肢麻木、风寒湿痛。

〈用法用量〉口服：每次服10～15ml，每日早、晚各服1次。

〈处方来源〉《王渭川临床经验选》

胡蜂酒

〈处　　方〉新鲜胡蜂100g · 白酒1L

〈制　　法〉将胡蜂与白酒一起置入容器中，密封浸泡1个月以上即可取用。

〈功能主治〉祛风除湿。用于急性风湿病、风湿性关节炎。

〈用法用量〉口服：每次15～25ml，每日2次。

〔处方来源〕《新编中成药》

草乌风湿酒

〔处　　方〕制草乌30g · 桂枝30g · 当归30g · 陈皮30g · 枳壳30g · 玄胡索30g · 川芎30g · 川牛膝30g · 千年健30g · 甘草30g · 香附75g · 木瓜75g · 钻地风75g · 豨莶草75g · 全蝎27g · 50°～60°白酒5L

〔制　　法〕将上药共置玻璃瓶中加白酒，浸泡15日，滤渣备用。

〔功能主治〕舒筋活络，活血化瘀，通利关节，强筋健骨。用于治疗类风湿性关节炎。

〔用法用量〕每日起床后、晚睡前各服1次，每次30ml，1个月为1疗程。一般需服2～3个疗程。

〔处方来源〕临床经验方

药酒外擦方

〔处　　方〕白花蛇10g · 制川乌10g · 制草乌10g · 羌活10g · 独活10g · 川芎10g · 防风10g · 细辛10g · 麻黄10g · 香附10g · 元胡10g · 制乳香10g · 制没药10g · 秦艽12g · 梧桐花12g · 鲜生姜10片 · 白酒1.5L

〔制　　法〕将前16味捣碎或切成薄片，置容器中，加入白酒，密封，浸泡15天后即可取用。

〔功能主治〕散寒祛湿，通络止痛。用于凡因风寒湿三气侵袭引起的肩、背、腰、腿、膝等部关节和肌肉疼痛而无局部器质性病变者。

〔用法用量〕外用：每天拍打2次，每次15分钟，拍打轻重以舒适为度。拍打完后，再擦药酒1遍。每用1星期，将瓶中烧酒加满，并使药酒保持一定浓度。

〔处方来源〕《百病中医熏洗熨擦疗法》

〔附　　记〕此药酒对于皮肤有过敏，局部皮肤破损或有皮肤病者，不宜使用。同时宜随病位加味：如病在肩关节加片姜黄10g，伸筋草20g，海桐皮12g；在腰背部加川断10g，狗脊12g，杜仲12g；在膝关节加牛膝、木瓜各10g。如方中制二乌改用生川、草乌，效果尤佳。

骨痛药酒

〈处　　方〉制首乌50g・接骨木50g・牛膝50g・香加皮50g・川续断50g・桑寄生50g・七叶莲50g・威灵仙25g・制何首乌25g・丹参25g・木瓜25g・络石藤25g・菝葜25g・虎杖38g・油松节38g・红藤38g・苍术（麸炒）12g・伸筋草12g・川芎12g・麻黄12g・红花12g・干姜6g・白酒5L・赤砂糖430g

〈制　　法〉将前22味研为粗末或切成薄片，用赤砂糖和白酒制成酒糖液作溶剂，浸渍48小时后以每分钟1～3ml的速度缓慢渗滤，收集渗滤液和榨出液，合并混匀，添加白酒至4.3L，静置，滤过，即成。

〈功能主治〉祛风除湿，舒筋活络。用于慢性风湿性关节炎（关节不利、筋骨酸痛、四肢酸麻等症）。

〈用法用量〉口服：每次服15～30ml，日服2次。

〈处方来源〉　《药酒汇编》

复方三蛇酒

〈处　　方〉白花蛇1条・蕲蛇30g・乌梢蛇30g・蜈蚣5条・防己30g・防风30g・全蝎10g・蛴螬虫10g・露蜂房15g・生地30g・羌活30g・忍冬藤30g・海风藤30g・金银花根30g・桑枝30g・甘草30g・高粱酒4L

〈制　　法〉将前16味捣碎或切成薄片，置容器中，加入高粱酒，密封，浸泡2周后即可开封取用。

〈功能主治〉祛风除湿，透骨搜络，消痹止痛。用于类风湿性关节炎、剧痛或久痹痛发顽固者。

〈用法用量〉口服：每次服10～15ml，水酒调服，日服2次。

处方来源 《当代名医临证精华，痹证专辑》

〈附　　记〉本证为风寒湿热痰瘀之邪留伏骨关节所致。故清代叶天士云："络瘀则痛。"主张搜剔经隧之瘀。按剔经络之瘀莫如虫类。对久病或慢性病患者关节长久肿痛、功能障碍。寒湿瘀凝结于经隧，用一般祛风散寒化湿药，效果不显。佐以透骨搜络之虫类药，取效最捷，药如：乌梢蛇、蕲蛇、全蝎、蜈蚣、地龙等，特别是蕲蛇、乌梢蛇，《本草纲目》认为能透骨剔风、内走脏腑、外彻皮肤、无处不到。全蝎善于走窜、逐湿除风、蠲痹通经、用治风湿痛痹。地龙主治关节痛、蜈蚣治顽痹。经长期体验，确有良效。本方亦可制成丸（片）剂，用之均有良效。

复方忍冬酒

〈处　　方〉忍冬藤200g ● 鸡血藤70g ● 路路通70g ● 川牛膝90g ● 延胡索50g ● 木瓜50g ● 当归50g ● 红花50g ● 丹参50g ● 桃仁35g ● 黄芪80g ● 白术90g ● 枳壳25g ● 白酒10L

〈制　　法〉将上述中药制粗末或切片，加白酒，密闭浸泡30日，滤去上清液，药渣压榨后，合并滤液，加甜菊苷调味，静置7日，滤过即得。

〈功能主治〉解毒化瘀，祛风除湿，舒筋通络。用于治疗风湿性关节炎、类风湿关节炎、肩周炎、骨质增生、软组织损伤。

〈用法用量〉口服：每次服10~15ml，日服2次。

处方来源 《中成药》1997，19（8）：47

复方炙草乌药酒

〈处　　方〉生草乌100g ● 威灵仙200g ● 穿山甲300g ● 白酒5L

〈制　　法〉取生草乌加10余倍水加热煮沸，3~4小时后拣大号用刀切开，以内无白心，舌尝不麻为度（舌尝部位，在舌尖前1/3处，取煮后草乌用刀切开，咬其内心少许约0.15g咀嚼1分钟，当时不麻，过1~2分钟后出现麻舌感，舌麻感持续30分钟左右即消失）即可，将水闷干，取此生草乌压碎与威灵仙、穿山甲粗末混合，用渗漉法提取进行收集，最初的渗漉液850ml另器保存，继续渗漉，收集渗漉液（约2L），过滤，用低温蒸发成软膏状，加入最初收集的漉液850ml。加白酒使成1L即可。

〔功能主治〕祛风除湿，舒筋活络，用于风湿性关节炎。

〔用法用量〕口服：每次10ml左右，每日3次。

〔处方来源〕《中药制剂汇编》

〔附　　记〕制草乌含有乌头生物碱，尤以其中双酯类生物碱毒性更大，此类生物碱经过加热煮沸，容易水解，变为单脂类和胺醇类生物碱，随之毒性减。

复方雷公藤酒

〔处　　方〕雷公藤250g・制川乌60g・制草乌60g・当归20g・红花20g・桂皮20g・川牛膝20g・木瓜20g・羌活20g・制杜仲20g・地骨皮20g・白酒5L・冰糖（或白糖）250g

〔制　　法〕将前11味切成薄片，加水2.5L，用文火煎约1.5小时，过滤去渣，加入冰糖，溶化冷却后。加入白酒，拌匀，滤过即成。

〔功能主治〕祛风湿，通经络，舒筋和血，消肿止痛。用于类风湿性关节炎、风湿痹痛、关节疼痛。

〔用法用量〕口服：每次饭后服5～20ml。日服3次。

〔处方来源〕《洪湖科技》

〔附　　记〕本药酒药专力广，效力很大，故用之收效颇捷。但方中雷公藤、生川乌、生草乌有毒，故用时宜从小剂量开始服用，逐渐加量。但每次最多不得超过20ml，以策安全。

追风酒

〔处　　方〕当归15g・川芎15g・白芍15g・熟地15g・制杜仲15g・川牛膝15g・香附15g・羌活15g・独活15g・寻骨风15g・木瓜15g・桂枝15g・萆薢15g・地龙15g・云茯

苓15g • 红枣15g • 水蛭9g • 土鳖虫9g • 三七9g • 红花9g • 制川乌9g • 制草乌9g • 全蝎9g • 蝉蜕9g • 枸杞子5g • 马钱子45g（制）• 乌梢蛇30g • 蜈蚣16g • 白酒5L

〔制　法〕将前28味共为粗末或切成薄片，入布袋，置容器中，加入白酒，密封，浸泡20天后，过滤去渣，即成。

〔功能主治〕追风活络，和血止痛。用于类风湿性关节炎（顽痹日久、关节变形、肿大、屈伸不利、疼痛不止等症）。

〔用法用量〕口服：每次服15～30ml，日服3次。

! 注意事项：痹证初起或热痹忌服。

〔处方来源〕 《药酒汇编》

追黄酒

〔处　方〕①追风酒：当归15g • 川芎15g • 白芍15g • 羌活15g • 桂枝15g • 香附15g • 川牛膝15g • 制杜仲15g • 枸杞子15g • 熟地15g • 独活15g • 木瓜15g • 地龙15g • 云茯苓15g • 大枣15g • 萆薢15g • 红花9g • 三七9g • 蝉蜕9g • 蜈蚣8条 • 46°～60°白酒4L ②黄藤酒：黄藤全根（即雷公藤全根）500g • 50°～60°白酒4L

〔制　法〕方1将前20味捣碎或切成薄片，置容器中，加入白酒，密封，浸泡20天后，过滤去渣即成追风酒；方2将上药切成2～3mm薄片，浸泡于白酒中，密封20～30天后过滤去渣即成11.5%的黄藤酒。两酒按1∶1混合，即成追黄酒。

〔功能主治〕养血化瘀，祛风散寒，理气通络止痛。用于类风湿性关节炎（急性、亚急性活动期及慢性迁延期均可用）。

〔用法用量〕口服：每次服15～30ml，日服3次。

〔处方来源〕 《湖北中医杂志》

〔附　记〕本药酒主要副反应，多数服后出现消化道症状（如胃痛、恶心呕吐等）和少数出现黏膜反应（为口腔黏膜溃疡等）。但一经停药或对症处理后即愈。临床证明，本药酒对类风湿有较好的疗效。

〔处　　方〕Ⅰ号：黄芪20g • 当归10g • 制附子10g • 威灵仙10g • 羌活10g • 独活10g • 豨莶草10g • 姜黄10g • 木瓜15g • 制川乌10g • 制草乌10g • 白芷20g • 白花蛇5条 • 全蝎30g • 蜈蚣10条 • 土鳖虫30g • 桃仁20g • 红花15g • 狗脊10g • 制乳香10g • 干姜10g • 防风10g • 防己10g • 秦艽10g • 雷公藤20g • 白酒3L

Ⅱ号：黄芪20g • 当归10g • 威灵仙10g • 豨莶草10g • 姜黄10g • 木瓜15g • 白花蛇5条 • 全蝎30g • 蜈蚣10条 • 土鳖虫30g • 桃仁20g • 红花15g • 狗脊10g • 制乳香10g • 干姜10g • 防风10g • 防己10g • 秦艽10g • 雷公藤20g • 桑枝30g • 土茯苓30g • 黄柏20g • 丹皮20g • 钩藤20g • 白酒3L

〔制　　法〕上药浸入白酒3L，浸泡一星期。

〔功能主治〕逐痹通络兼以扶正。用于类风湿性关节炎。

〔用法用量〕每次服20ml，每日服2次，15日为1疗程。一般服2~4个疗程。服药期间如有口舌麻木，则停服一星期后续用，风寒湿痹型用Ⅰ号，风湿热痹型用Ⅱ号。

〔处方来源〕《江苏中医》2000，（11）：28

〔处　　方〕羌活10g • 独活10g • 续断10g • 制草乌10g • 细辛10g • 川芎6g • 红花6g • 乳香6g • 没药6g • 鹿角胶3g • 白酒1L

〔制　　法〕以上药材净选除杂，加适量甜叶菊，粉碎成粗粉，加白酒，密闭浸泡15日，过滤，分装即得。

〔功能主治〕祛风除湿，养血通络，补养肝肾，通络止痛。用于治疗类风湿关节炎。

〔用法用量〕口服：每次10ml，每日服3次，1个月为1疗程。

〔处方来源〕《中国中西医结合外科杂志》1998，（10）：287

祛风酒 Ⅰ

〔处　　方〕独活60g・羌活60g・桑寄生60g・白芍60g・秦艽60g・木瓜90g・牛膝90g・川续断90g・五加皮90g・破故纸90g・党参150g・冰糖500g・高粱酒5L

〔制　　法〕将前11味切碎或切成薄片，置容器中，加入白酒，密封，浸泡2周后，过滤去渣，加入冰糖，待溶解后，滤过即成。

〔功能主治〕祛风胜湿，温经散寒，扶正固本，通络止痛。用于风湿性关节炎（骨节酸痛、痛无定处、四肢酸沉、拘挛、屈伸不利、遇寒冷则痛剧）。

〔用法用量〕口服：每次服30ml，每日中、晚各服1次。

处方来源　《百病中医膏散疗法》

〔附　　记〕验之临床，坚持服用，每收良效。用治风湿性关节炎，日久不愈者，效果亦佳。

顽痹酒

〔处　　方〕露蜂房30g・蜜蜂幼虫50g・鳝鱼血50ml・乌梢蛇100g・蕲蛇50g・金钱白花蛇1条・地龙30g・蜈蚣30条・闹羊花10g・红茴香根20g・四叶草20g・制川乌20g・制草乌20g・豨莶草50g・千年健50g・海风藤50g・络石藤50g・海桐皮50g・黑老虎30g・威灵仙50g・木瓜100g・五加皮50g・续断50g・狗脊50g・桑枝50g・松节50g・桂枝30g・伸筋草50g・羌活30g・独活30g・老鹳草30g・蚕沙100g・路路通30g・桑寄生30g・骨碎补50g・丹参50g・赤芍30g・桃仁30g・红花10g・片姜黄50g・牛膝50g・乳香20g・鸡血藤100g・水蛭10条・当归50g・党参50g・黄芪50g・女贞子50g・熟地100g・黄精100g・枸杞子30g・甘草30g・杜仲50g・白酒20L

〔制　　法〕以上诸药除鳝鱼血外一起放在小酒坛内，然后放上日常饮用的白酒（烧酒）若干浸泡，酒量多少根据药酒浸透后高出药面7～10cm，密封，天气寒冷一般浸泡1月，天热浸泡1星期至半月，即可服用。

〈功能主治〉补气血，益肝肾，强筋骨，祛风，散寒，除湿。用于治疗类风湿性关节炎。

〈用法用量〉服用时，先摇酒坛，然后倒出500ml，用活的鳝鱼4条（每条150g左右，越大越好）剪去尾端，把血直接滴在药酒中，即可服用，服完再按前法配制。饭后，每次服10~30ml，限量不超过40ml，日服2~3次。3个月1疗程，共1~4个疗程。

〈处方来源〉《浙江中医学院学报》1994，18（1）：12

桃红酒

〈处　方〉红花20g • 桃仁20g • 赤芍20g • 地龙20g • 桂枝20g • 制川乌15g • 制草乌15g • 白酒1.5L

〈制　法〉用纱布把诸药饮片包好，放入瓷瓶中，用白酒浸泡，密封7~10日后使用。

〈功能主治〉活血通经，温通血脉，搜风胜湿。用于痹证。

〈用法用量〉口服：服前先搅拌酒液，可用15ml酒盅做标志，每日早晚各一盅。

〈处方来源〉《吉林中医药》1995，（2）：20

海风藤药酒

〈处　方〉海风藤125g • 追地风125g • 40°~60°白酒1L

〈制　法〉用浸渍法，制成1L。

〈功能主治〉祛风利湿，通络止痛。用于风湿性关节炎，亦可用于支气管哮喘、支气管炎。

〈用法用量〉口服：每次10ml，每日2次，早晚空腹服。服时不可加温，否则失效。

❗ 注意事项：心脏病及孕妇忌服；感冒及月经期暂停服。

〈处方来源〉《中药制剂汇编》

蛇虫酒

〔处　　方〕金钱白花蛇1条・蕲蛇30g・羌活30g・生地30g・熟地30g・忍冬藤30g・乌梢蛇30g・蜈蚣3条・当归15g・牛膝15g・全蝎15g・蟅螂虫15g・僵蚕12g・木防己15g・枸杞子12g・陈皮6g・甘草3g・大枣4枚・白酒2.5L

〔制　　法〕将前18味切碎或切成薄片，置容器中，加入白酒，密封，浸泡15日后，过滤去渣，即成。

〔功能主治〕祛风除湿，搜风通络，散寒止痛。用于类风湿性关节炎（寒湿型）。

〔用法用量〕口服：每次服15～30ml，日服2～3次。

处方来源　《中国食疗学》

喇嘛酒

〔处　　方〕核桃仁20g・桂圆肉20g・怀牛膝20g・制杜仲20g・豨莶草25g・白术25g・川芎25g・茯苓25g・丹皮25g・枸杞子5g・熟地黄5g・首乌5g・砂仁10g・乌药15g・白酒2L

〔制　　法〕前14味切碎，入布袋，置容器中，加入白酒750ml，隔水蒸2小时，待冷，再加入白酒750ml，密封，浸泡7天后，过滤去渣，备用。或将以上各药切片，加入白酒密封浸泡10天，即可。

〔功能主治〕养肝肾，补气血，强筋骨。用于精血亏损、半身不遂及风湿性关节炎、筋骨痛、四肢麻木。

〔用法用量〕口服：每次服20ml，日服2次。

处方来源　《药酒汇编》

舒通络酒

〔处　　方〕黄芪20g・秦艽20g・木瓜20g・牛膝20g・白芍20g・丹参20g・当归25g・枸杞子25g・鸡血藤20g・制川乌15g・制草乌15g・乌梢蛇15g・海桐皮25g・伸筋骨25g・海风藤25g・白酒5L

〔制　　法〕将前15味切片，置容器中，加入白酒，密封，浸泡30日后，过滤去渣，即成。

〈功能主治〉祛风湿，补肝肾，强筋骨，养血舒筋，活血通络。用于风寒湿之邪入络、气血阻滞引起的肩、腰、膝等部关节疼痛。用于急、慢性风寒湿性关节炎、类风湿性关节炎、坐骨神经痛、腰肌劳损。

〈用法用量〉口服：每次服15～30ml，日服2～3次。

〈处方来源〉 《药酒汇编》

猴骨酒

〈处　方〉猴骨500g • 羌活15g • 独活15g • 秦艽15g • 巴戟天15g • 桂枝15g • 白芍15g • 威灵仙15g • 牛膝15g • 白酒2.5L

〈制　法〉将猴骨炙酥后打碎，与其他药物薄片，白酒一起置入容器中，密封浸泡1个月以上即可取用。

〈功能主治〉祛风湿，通经络。用于风湿性关节炎。

〈用法用量〉口服：每次服20～30ml，每日2次。

> ⚠ 注意事项：阴虚火旺者忌服。

〈处方来源〉 《中国动物学》

雷公藤酒

〈处　方〉雷公藤250g • 制川乌60g • 制草乌60g • 当归20g • 红花20g • 桂枝20g • 川牛膝20g • 木瓜20g • 羌活20g • 杜仲20g • 地骨皮20g • 车前子20g • 薏苡仁20g • 50°白酒1L • 冰糖（或白糖）250g

〈制　法〉将前13味加水5L，用文火煎至1L，过滤去渣后，加入冰糖，溶化，冷却后与诸余药同置容器中，加入50°白酒，拌和，密封，浸泡5～7天，过滤去渣，即成。

〈功能主治〉祛风湿，通经络，舒筋和血，消肿止痛。用于类风湿性关节炎。

〈用法用量〉口服：每次饭后服15～20ml，日服3次，年老体弱者酌减。

〖处方来源〗 《陕西中医学院学报》

〖附　　记〗 每次用量直从5ml开始服用，渐加至20ml，以策安全。亦可用一味雷公藤125g，浸泡于50°～60°白酒1L中，密封。2个月后即可取用。余同上。效果亦佳。

痹必蠲酒

〖处　　方〗 制川乌30g · 制草乌30g · 马钱子15g · 龙血竭2g · 白花蛇1条 · 乌梅18g · 紫草18g · 白酒1L

〖制　　法〗 上药切片，浸泡在50°以上白酒中，7日后使用。

〖功能主治〗 搜风胜湿，疏通经络，活血散瘀。用于痹证。

〖用法用量〗 用棉签蘸药酒擦患部（关节处多擦几遍），每日早晚各擦1次，7日为1疗程，进行下疗程前可间隙2日。

〖处方来源〗 《湖北中医杂志》1995，（5）：12

痹药酒

〖处　　方〗 秦艽50g · 伸筋草20g · 寻骨风20g · 桂枝30g · 制附子20g · 制川乌15g · 制草乌15g · 丹参90g · 蜈蚣5条 · 干地龙15g · 延胡索30g · 白酒2L · 赤砂糖500g · 症重或病程日久者加白花蛇1条

〖制　　法〗 将前11味切碎（其中蜈蚣、地龙研细末），置容器中，加入白酒，密封，浸泡14～21天后，过滤去渣，即成。或加入赤砂糖矫味，静置24小时，过滤备用。

〖功能主治〗 祛风除湿，活血舒筋，搜风通络，温经止痛。用于风寒湿邪所致的风湿性、类风湿性关节炎、肩周炎、坐骨神经痛、筋骨、肌肉疼痛等一切风寒湿痹。

〖用法用量〗 口服：每次服15～30ml，日服3次。

❗ 注意事项：热痹忌服。

〖处方来源〗 临床经验方

〖附　　记〗 坐骨神经痛加杜仲、川续断各30g；肩周炎加片姜黄30g。

痹类灵酒

〈处　　方〉桃仁8g・苍术8g・大秦艽8g・桑寄生8g・桂枝8g・当归8g・山楂8g・大活血8g・威灵仙18g・红花10g・白术10g・制马钱子3g・生地16g・穿山甲13g・党参13g・老鹳草13g・白糖100g・白酒2L

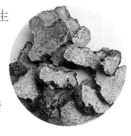

〈制　　法〉将前16味切碎，置容器中，加入白酒和白糖，密封，浸泡7天后，过滤去渣，即成。

〈功能主治〉祛风散寒，舒筋活络，消肿止痛。用于顽痹（类风湿、关节痛、神经痛）。

〈用法用量〉口服：成人每次服15ml，日服2～3次。连服7日，停药3日再服。

> ⓘ 注意事项：孕妇忌服。

〈处方来源〉《中国当代中医名人志》

蜈蚣酒

〈处　　方〉白花蛇30g・蜈蚣20g・细辛20g・当归60g・白芍60g・甘草60g・白酒2L

〈制　　法〉将前6味共研细末或切成薄片，置容器中，加入白酒，密封，浸泡10天后即可取用。

〈功能主治〉温经散寒，活血祛风，搜风通络。用于类风湿性和风湿性关节炎。

〈用法用量〉口服：每次服30～40ml，每日早、晚各服1次。

〈处方来源〉《福建中医药》

蕲蛇药酒

〈处　　方〉蕲蛇13g・羌活6g・天麻6g・五加皮6g・当归6g・秦艽6g・红花9g・防风3g・白酒1.2L・白糖90g

〈制　　法〉将前8味粗碎或切成薄片，按渗滤法制成药酒1L，再加入白糖，待完全溶解后，过滤即得。

〔功能主治〕祛风湿，活血通络，止痛。用于风湿性关节炎、类风湿性关节炎及关节疼痛等症。

〔用法用量〕口服：每次服30~60ml，日服2次。

处方来源　《中药制剂汇编》

〔附　　记〕验之临床，坚持服用，每收良效。疗程与病程有关。

薏苡仁醪

〔处　　方〕生薏苡仁100g · 糯米500g

〔制　　法〕生薏苡仁米加水适量煮成稠米粥，再以糯米烧煮成干饭，将两者拌匀，待冷，加酒曲适量，发酵成酒酿。

〔功能主治〕健脾胃，祛风湿，强筋骨。用于风湿性关节炎。

〔用法用量〕每日随量佐餐食用。

❗ 注意事项：孕妇忌服。

处方来源　《药膳食谱集锦》

藏医药酒

〔处　　方〕沉香10g · 梭子芹15g · 麝香3g · 象皮5g · 天冬15g · 海龙2条 · 海马2条 · 鹿茸血5g · 黄精15g · 佛手10g · 紫茉莉15g · 蒺藜15g · 天麻15g · 雪莲花10g · 秦艽10g · 高山党参15g · 冬虫夏草15g · 藏红花5g · 瞎鼠骨15g · 白酒3.5L

〔制　　法〕将以上药物清洗晾干后，放在透明的大容器中，用青稞白酒浸泡后密封，待药物浸泡之酒色变成黑黄色时可服用。

〔功能主治〕祛风，散寒，除湿，清热。用于治疗关节炎。

〔用法用量〕到冬季逢九时服用效果更为明显，每日早晚各服1次，每次约20ml，服后可饮热开水一杯，每晚服药后入睡更佳（如能出汗效果更佳）。服药身体不能受凉，要保持暖和，如此，坚持服药9个疗程（一般9日为1疗程）。

处方来源　《中国民族民间医药杂志》1999，（1）：24

蠲痹宝酒

〈处　　方〉秦艽20g・川芎15g・桃仁10g・炙甘草10g・当归15g・炒灵脂10g・怀牛膝15g・炙黄芪20g・白酒2L

〈制　　法〉将前以上各味药切片，入布袋，置容器中，加入白酒，密封，浸泡14～30天后，即可服用。

〈功能主治〉祛风散寒除湿，行气活血通络。用于类风湿性关节炎。

〈用法用量〉口服：每次20ml，每日3次，30日为1疗程。

〈处方来源〉《中医研究》1993，6（2）：19

第二节
坐骨神经痛用药酒

二乌酒

〈处　　方〉制川乌30g・制草乌30g・金银花30g・牛膝30g・紫草30g・乌梅30g・白糖250g・白酒2L

〈制　　法〉将上药与白酒、白糖一起置入容器中，密封浸泡10日后，过滤后即可取用。

〈功能主治〉祛风除湿，清热凉血，通络止痛。用于原发性坐骨神经痛（以腰部、下肢持续性钝痛、抽搐为主）。

〈用法用量〉口服：每次服15～30ml，日服3次。

〈处方来源〉《民间秘方治百病》

〈附　　记〉验之临床多效。

二乌麻蜜酒

〈处　　方〉制川乌30g・制草乌30g・金银花30g・牛膝30g・紫草30g・乌梅30g・白糖250g・白酒2L

〈制　　法〉将上药切片与白酒、白糖一起置入容器中，密封浸泡10日后，过滤后即可取用。

〈功能主治〉祛风除痰，清热凉血，通络止痛。用于原发性坐骨神经痛

（以腰部、下肢持续性钝痛、抽搐为主）。

〈用法用量〉口服：每次空腹服15~30ml，日服3次。

〈处方来源〉《民间秘方治百病》

三虫酒

〈处　　方〉赤芍6g · 蜈蚣6g · 全蝎5g · 僵蚕5g · 穿山甲9g · 当归9g · 麻黄3g · 川军3g · 芒硝3g · 黄酒500ml

〈制　　法〉用黄酒煎服。

〈功能主治〉散风导滞，搜风通络。用于坐骨神经痛。

〈用法用量〉口服：每日1剂，分2次服。

〈处方来源〉《医学文选·祖传秘方验方集》

马钱乳香酒

〈处　　方〉制马钱子20g · 制乳香30g · 当归50g · 制没药30g · 杜仲炭30g · 骨碎补40g · 川牛膝40g · 狗脊50g · 枸杞子40g · 金樱子40g · 川芎30g · 川断40g · 独活40g · 红花30g · 元胡30g · 广防己30g · 木瓜50g · 丹参40g · 制川乌20g · 威灵仙30g · 鸡血藤50g · 红糖300g · 白酒8L

〈制　　法〉将上药粉碎或切成薄片，加红糖、40°以上白酒，置于玻璃或瓷器容器内浸泡10日。

〈功能主治〉活血化瘀，祛风除湿，散寒通络，软坚散结。用于治疗坐骨神经痛。

〈用法用量〉口服：每次服50~100ml，每日早晚各1次，饭后半小时服用，或每晚临睡前服用1次，可连服3~4个月。并配合醋酸曲安缩松注射。

〈处方来源〉《内蒙古中医药》1998，（4）：25

乌头地龙酒

〈处　方〉制川乌15g・制草乌15g・红花15g・地龙30g・寻骨风30g・伸筋草30g・生黄芪60g・全当归60g・白米酒3L

〈制　法〉将上药切片装瓶，加入白米酒，密闭，1星期后即成。

〈功能主治〉温经散寒，通络止痛。治疗坐骨神经炎。

〈用法用量〉每次服10~20ml，每日早晚各1次，15日为1疗程，一般可连服1~2疗程。

> ❗ 注意事项：治疗期间注意避风防寒。

处方来源 《四川中医》1990，（3）：32

乌头黄芪酒

〈处　方〉制川乌20g・制草乌20g・广地龙50g・生黄芪60g・红花15g・寻骨风20g・伸筋草20g・全当归60g・五加皮60g・白酒3L

〈制　法〉将9味药物切片与白酒同时浸泡5日即成。

〈功能主治〉温经通络、搜风利湿和扶正固表。用于治疗急慢性坐骨神经痛。

〈用法用量〉每次服药酒10~15ml，每日早晚各1次。

处方来源 《中医药研究》1996，（2）：17

乌蛇灵仙酒

〈处　方〉乌梢蛇10g・威灵仙15g・独活15g・千年健15g・红花15g・土鳖虫5g・川芎10g・当归15g・鸡血藤15g・黄芪15g・细辛5g・黄酒1L

〈制　法〉将上药切片放入瓶内，然后加黄酒至瓶满，封闭瓶口，3日后开始服用（随服用随加酒）。

〈功能主治〉祛风除湿，通经活络，活血止痛。用于坐骨神经痛。

〈用法用量〉口服：每次服10ml，日服2次，饮1L酒为1疗程。

处方来源 《辽宁中医杂志》1989，（6）：33

加味地黄酒

〔处　　方〕熟地250g · 红参50g · 黄芪100g · 当归30g · 地龙30g · 山甲珠20g · 田三七20g · 白酒5L

〔制　　法〕诸药共捣细或切成薄片，加白酒，浸7日开始服用。

〔功能主治〕益气，活血，通络。用于坐骨神经痛。

〔用法用量〕口服：每次服20～30ml，日服2次。

处方来源　《四川中医》1984，（6）：55

四八酒

〔处　　方〕制马钱子100g · 没药12g · 川木瓜12g · 黄芩12g · 泽泻12g · 川椒12g · 丹参12g · 五加皮12g · 当归尾12g · 大黄12g · 白芷12g · 石菖蒲12g · 赤芍12g · 苏木12g · 桂枝12g · 地榆12g · 沉香12g · 细辛12g · 生苍术12g · 生半夏12g · 生川乌12g · 宽筋藤12g · 生姜12g · 自然铜12g · 川芎12g · 郁金12g · 防风12g · 羌活12g · 田三七12g · 丹皮12g · 麻黄15g · 吴茱萸15g · 乳香24g · 生南星18g · 乌药18g · 秦艽18g · 大枫子18g · 山障子30g · 细榕树叶30g · 千斤拔30g · 白酒6L

〔制　　法〕先将生马钱子砂烫，生姜切片，余38味干燥后共研为粗粉，一起置缸中，加入白酒，每天搅拌1次，7日后每周1次，密封，浸泡21～30日后，即可取用。

〔功能主治〕清热镇痛，活血化瘀，祛风通络。用于风湿性关节炎、坐骨神经痛、骨质增生、陈旧外伤性关节炎、腰椎间盘突出症。

〔用法用量〕外用：每取药酒少许揉擦患处，擦至患处有热感为止，日擦2～3次。

处方来源　《精选八百外用验方》

四虫雪莲酒

〔处　　方〕白花蛇1条 · 全虫15g · 雪莲花15g · 地龙20g · 黑蚂蚁20g · 威灵仙20g · 制乳香12g · 制没药12g · 当归12g · 制川乌10g · 制草乌10g · 川牛膝10g · 红参10g · 白酒2L

〔制　　　法〕诸药切片装入盛白酒的陶瓷罐或玻璃瓶内浸泡，罐口密封，浸泡7日后启用。

〔功能主治〕祛风通络，散寒止痛，补肝益肾。用于坐骨神经痛。

〔用法用量〕口服：每日服药3次，每次15～10ml，2星期为1疗程。

〔处方来源〕《四川中医》1995，（3）：31

归健追风酒

〔处　　　方〕当归15g・川牛膝15g・千年健10g・追地风10g・木瓜10g・60°白酒1L

〔制　　　法〕将上药与白酒一起置容器中浸泡1昼夜后，再隔水煎至沸3次。或浸泡10日后即可。备用。

〔功能主治〕活血祛风，温经散寒，通络止痛。用于坐骨神经痛。

〔用法用量〕口服：每次服20～30ml，依酒量可多可少，每日服3次。

〔处方来源〕《民间秘方治百病》

〔附　　　记〕一般此药酒服至3～4日时疼痛可能加剧，但以后会慢慢减轻，可使疼痛消失。

坐骨神经痛酒

〔处　　　方〕小茴香6g・木香6g・陈皮10g・玄胡12g・穿山甲5g・川牛膝5g・独活5g・甘草3g・白酒500ml

〔制　　　法〕上药共为细末或切成薄片，加入500ml白酒中，浸泡1星期后开始服用。

〔功能主治〕活血化瘀，通络柔筋，祛痹止痛。用于坐骨神经痛日久痛缓，或巩固疗效之用。

〔用法用量〕口服：每次服10～20ml，每日服3次，以饭前服为宜。

〔处方来源〕《国医论坛》1997，12（5）：37

狗骨药酒

〈处　　方〉狗胫骨50g・当归12g・千年健12g・威灵仙12g・百步舒12g・制杜仲12g・元胡12g・大枣12g（去核）・茜草12g・制川乌15g・制草乌15g・细辛15g・三棱30g・莪术30g・红花10g・怀牛膝10g・白酒3L

〈制　　法〉将狗胫骨洗净、捣碎，余药切碎，置容器中加入白酒，密封，浸泡20～30天后，过滤去渣，即成。

〈功能主治〉祛风除湿，活血化瘀，舒筋壮骨，通络止痛。用于坐骨神经痛。

〈用法用量〉口服：每次空腹服15～30ml，日服3次。

〈用法用量〉凡孕妇及阴虚发热、消化性溃疡患者忌用。

〈处方来源〉临床经验方

〈附　　记〉方中狗胫骨，另用水煎，取浓汁入酒中。

复方鸡血藤酒

〈处　　方〉鸡血藤120g・川牛膝60g・桑寄生60g・白酒2L

〈制　　法〉将上药共研为粗末或切片，纱布袋装，扎口，白酒浸泡，14日后取出药袋，压榨取液，并将药液与药酒混合，再静置，过滤，即得。

〈功能主治〉养血活血，舒筋通络。用于筋骨不舒疼痛、腰膝冷痛、跌打损伤、风寒湿痹、手足麻木、坐骨神经痛。

〈用法用量〉口服：每次服20ml，日服2次。

❗ 注意事项：孕妇忌服。

〈处方来源〉《民间百病良方》

复方闹羊花酒

〈处　　方〉闹羊花9g・羌活12g・独活12g・川牛膝10g・制杜仲12g・灯心草9g・小茴香9g・桂心末9g・白酒1L

〈制　　法〉上药切片加水800ml，文火煎至500ml，加上桂心末，再加白酒，混合即成。或将以上各药切片，加入白酒密封浸泡10天即可。

〈功能主治〉祛风除湿，散寒止痛，通行血脉。治疗风寒湿型坐骨神经痛。

〈用法用量〉口服：每次10ml，每日3次，饭后服，1剂为1疗程。

〈处方来源〉《河南中医》1992，12（1）：38

活络酒

〈处　　方〉当归9g • 天麻9g • 制首乌9g • 防风9g • 独活9g • 牛膝9g • 牡蛎9g • 石斛9g • 金银花9g • 川芎15g • 秦艽15g • 千年健15g • 川续断12g • 杜仲12g • 泽泻12g • 桑寄生12g • 油松节12g • 狗脊6g • 川厚朴6g • 桂枝6g • 钻地风6g • 甘草6g • 白酒2L

〈制　　法〉将上药切片与白酒一起置入容器中，密封，浸泡15日后即可取用。

〈功能主治〉祛风除湿，通络止痛，补益肝肾。用于风湿性关节炎、坐骨神经痛、陈旧性损伤疼痛。

〈用法用量〉口服：每次服20～30ml，日服1～2次。

〈处方来源〉《实用伤科中药与方剂》

舒心镇痛酒

〈处　　方〉秦艽15g • 羌活15g • 当归15g • 伸筋草15g • 制南星15g • 苡仁15g • 桂枝10g • 全蝎10g • 木瓜20g • 川牛膝20g • 海马2支 • 蜈蚣4条 • 白酒2L

〈制　　法〉将上药入盆中冷水浸湿，滤干水分后置入瓦罐，加进谷酒，酒量离罐面3.5cm许（约1.5L），罐面口上用白纸覆盖，然后用细沙包压在纸上面，将药罐移至文火上煎熬，见纸边冒汗（蒸气露珠），随即端去药罐，冷却后滤去药渣，取液服用。

〈功能主治〉祛风通络，活血止痛。治坐骨神经痛。

〈用法用量〉每日早晚各1次，每次服20～30ml，服15日为1疗程。

〈处方来源〉《新中医》1996，（1）：29

蠲痹酒

〔处　　方〕鹿筋150g・鹿衔草100g・地龙60g・川牛膝50g・制杜仲50g・枸杞子50g・蜂蜜适量・50°~55°白酒5L

〔制　　法〕上药除蜂蜜与白酒外，共研为粗粉混匀，装入布袋扎紧，与蜜、酒（取适量蜂蜜溶于白酒中搅匀即可）共入密闭容器内封闭严紧，浸渍20日，取出压榨过滤，经滤液低温（1~10℃），静置沉淀5日，取清汁，分装，密封，置阴凉处贮存备用。

〔功能主治〕祛风除湿，强筋健骨，活血通络，散瘀止痛。用于坐骨神经痛。

〔用法用量〕口服：每次10~20ml，温服，每日3次，7日为1疗程。

处方来源　《实用中西医结合杂志》1993，6（5）：312

第三节
肩肘关节炎用药酒

五虫药酒

〔处　　方〕蜈蚣3条・全蝎6g・蛴螬虫6g・穿山甲6g・䗪虫6g・红花15g・海风藤15g・络石藤15g・桂枝15g・威灵仙15g・制川乌10g・制草乌10g・川芎10g・片姜黄9g・乳香9g・没药9g・白酒2L

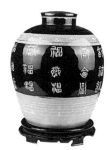

〔制　　法〕将前16味捣碎，置容器中，加入白酒。密封，浸泡7~10天后，过滤去渣，即成。

〔功能主治〕祛风除湿，温经散寒，活血化瘀，搜风通络。用于肩周炎、坐骨神经痛及风湿性关节炎。

〔用法用量〕口服：每次温服20~30ml，日服3次。

处方来源　临床经验方

〔附　　记〕坐骨神经痛加杜仲、续断。

水蛭酒

〈处　　方〉水蛭60g（切片）•黄酒500ml

〈制　　法〉将水蛭泡在黄酒中，封口，1星期后使用。

〈功能主治〉祛风，活血，通络。用于肩关节周围炎。

〈用法用量〉口服：每次6～7ml。一日3次，20日为1疗程，可连用1～3个疗程。

〈处方来源〉《江西中医药》1993，24（6）：57

乌辛酒浸液

〈处　　方〉制川乌头300g•细辛150g•高度白酒5L

〈制　　法〉上药混合粉碎成粗粉，加入酒精浸泡2星期后即可使用。

〈功能主治〉温经散寒祛湿，活血通络止痛。用于风湿疼痛。

〈用法用量〉外用：以本品配合直流药物导入治疗仪导入治疗。每日治疗1次，每次30分钟，2星期为1疗程，一般治疗1～3个疗程，患者自行作肩周关节活动。

〈处方来源〉《河北中医》2000，22（2）：123

玉真散酒

〈处　　方〉制南星30g•天麻30g•防风30g•羌活30g•白附子60g•桑枝30g•细辛60g•60°白酒2L

〈制　　法〉上药切片，用酒浸1星期后服用。

〈功能主治〉祛风散寒，通络镇痛。用于肩关节周围炎。

〈用法用量〉外用：每日行手法，同时擦涂本酒。每日行爬墙练习，同时涂擦本酒于患肩，边擦边揉。6日为1疗程。

〈处方来源〉《中医正骨》2000，12（5）：41

两乌愈风酒

〈处　　方〉制川乌9g•制草乌9g•秦艽30g•木瓜30g•熟地30g•鸡血藤30g•当归30g•威灵仙30g•菝葜30g•骨碎补20g•蜈蚣20g•延胡20g•全蝎20g•五加皮20g•桑枝20g•羌活20g•独活20g•防己25g•细辛

6g • 丹参40g • 木香10g • 白芷10g • 桂枝10g • 丝瓜络
10g • 红枣60g • 黄酒5L

〈制　　法〉将上述药物先用冷水拌湿，然后把药物及黄酒装入瓷瓶
内，箬壳封口，在锅中蒸至600ml为度，备用。

〈功能主治〉温经养血，祛风除湿，蠲痹止痛。用于治疗肩周炎。

〈用法用量〉口服：每次10ml，每日服3次。

〈处方来源〉《浙江中医杂志》1991，（1）：17

鸡蛇酒

〈处　　方〉鸡血藤30g • 桂枝30g • 制杜
仲30g • 乌梢蛇20g • 红花
10g • 白酒1.5L

〈制　　法〉将中药切片浸入酒中，5月初
封坛埋入50cm深庭院土中，
9月中旬起坛开封。或将以上
各药切片，加入白酒密封浸泡7
天即可。

〈功能主治〉祛风散寒，行气活血。用于肩关节周围炎。

〈用法用量〉口服：依患者酒量，20～50ml，午、晚餐饮用，并可用
药酒外敷按摩治疗，7日为1疗程，一般2～3个疗程。

〈处方来源〉《四川中医》1998，（12）：42

肩周Ⅰ号酒

〈处　　方〉川牛膝12g • 宣木瓜12g • 炮姜12g • 地骨皮12g • 羌活
9g • 五加皮9g • 广陈皮9g • 茜草9g • 没药9g • 肉桂
9g • 川厚朴15g • 当归15g • 白酒2.5L

〈制　　法〉上药泡酒2.5L，浸7日方可饮用。

〈功能主治〉祛风散寒化湿。用于肩周炎。

〈用法用量〉口服：每次15ml，每日2～3次。

〈处方来源〉《新中医》1996，（3）：14

肩痹药酒

〈处　方〉当归15g・防风15g・制杜仲20g・牛膝18g・秦艽18g・独活18g・续断18g・川芎18g・地黄18g・黄芪12g・人参12g・枸杞子12g・威灵仙12g・桂枝12g・细辛6g・白酒2L

〈制　法〉以上药物切片，加白酒，密封浸20日，每5日搅拌1次，20日后取上清液过滤，加适量白糖。

〈功能主治〉益气补肾，活血祛风。用于肩周炎。

〈用法用量〉口服：每次10ml，早晚各1次，连服10日为1疗程，经络导平每日治疗1次，每次30分钟，10日为1疗程。

处方来源　《中国乡村医生》1998，（2）：39

秦艽木瓜酒

〈处　方〉秦艽6g・制川乌6g・制草乌6g・广郁金10g・羌活10g・川芎10g・木瓜20g・全蝎2g・红花8g・透骨草30g・鸡血藤30g・白酒1L

〈制　法〉将前11味捣碎或切片，置容器中，加入白酒，密封，浸泡15天后，过滤去渣，即成。

〈功能主治〉祛风散寒，舒筋通络。用于肩关节周围炎（偏寒、偏瘀型）。

〈用法用量〉口服：每晚临卧前服15～30ml。

⚠ 注意事项：凡糖尿病、冠心病、慢性心功能不全者忌服。服用不可过量。

处方来源　《江苏中医》

消炎止痛液

〈处　方〉丁香10g・儿茶10g・红花10g・生地10g・赤芍10g・丹皮10g・白芷10g・川芎10g・樟脑10g・木香9g・防风9g・乳香9g・没药9g・大黄12g・当归12g・薄荷6g・90%乙醇适量

〈制　法〉将前15味（樟脑除外）捣碎，加入90%乙醇（适量）浸泡

24小时（酒精与药材之比为1：2），然后置水溶锅中，用蒸馏法收集蒸馏液200ml，药渣中残留液抽滤尽，再把樟脑粉加入蒸馏液中搅匀，与抽滤液合并，添加酒精至350ml，贮瓶备用。

〔功能主治〕温经散寒，通络止痛。用于肩周炎（肩凝症）。证见肩关节疼痛难忍、难以入眠，手不能抬举转后，吃饭、抬头困难，苔白、脉浮。

〔用法用量〕外用：用时先在病灶部位用特定电磁波谱治疗仪照射10分钟后，再取本液涂擦患处，每隔1分钟涂擦1次，每次照射30分钟，日2次。

〔处方来源〕《临床奇效新方》

调中解凝酒

〔处　　方〕黄芪10g・炒白术10g・川木瓜9g・陈皮9g・青皮6g・广木香6g・龙眼肉15g・丁香6g・白蔻仁6g・茯苓6g・当归10g・川芎9g・白芍6g・秦艽8g・羌活5g・川牛膝9g・白冰糖180g・白酒1L

〔制　　法〕上药为粗末或切成薄片，浸渍于白酒中，夏天5日，冬天10日，滤去渣，取上清液。

〔功能主治〕调补脾胃，活血养血，散寒祛湿化痰。用于肩周炎。

〔用法用量〕口服：每次饭后温服10ml，每日2次，15日为1疗程，一般服2~3个疗程。

〔处方来源〕《河南中医》1998，（3）：143

麻桂酒

〔处　　方〕麻黄15g・桂枝15g・当归20g・鸡血藤20g・川乌15g・白酒1.5L

〔制　　法〕上药均切成薄片，用50°以上白酒浸泡7日。

〔功能主治〕祛风通络。用于肩周炎。

〔用法用量〕口服：每次25ml，每日3次。

〔处方来源〕 《山东中医杂志》1996，（6）：283

舒筋止痛液

〔处　　方〕制马钱子50g・制川乌50g・制草乌50g・威灵仙50g・血竭50g・苏木50g・五加皮50g・白花蛇50g・桂枝50g・冰片50g・樟脑50g・50%乙醇（酒精）3L

〔制　　法〕上药除冰片、樟脑外，余药碾为粗末，用酒精浸泡，每日搅拌2次，7日后过滤取汁，药渣以同法复制2次，3液混合澄清，再加冰片、樟脑溶解后装瓶备用。

〔功能主治〕祛风散寒，活血化瘀，通络止痛。用于肩周炎。

〔用法用量〕倒药液适量，擦揉患处，致局部发热后再以热敷，每日3～4次，7日为1疗程。一般用2个疗程。

〔处方来源〕 《陕西中医》1997，（2）：64

漏肩风药酒

〔处　　方〕当归15g・枸杞子15g・制首乌15g・制杜仲15g・山萸肉15g・制草乌9g・土鳖虫9g・全蝎6g・自然铜6g・姜黄6g・蜈蚣2条・红花5g・白酒2L

〔制　　法〕将前12味用清水喷湿，放锅内隔水蒸10分钟，待药冷后装入大口瓶内，注入白酒，用棉絮纸封口，每2天摇动1次，浸泡10天后，过滤去渣，即成。

〔功能主治〕温经散寒，活血通络。用于肩关节周围炎。

〔用法用量〕口服：每次服10～30ml，不以菜佐，日服1～2次。

〔处方来源〕 《药酒汇编》

臂痛药酒

〔处　　方〕生黄芪30g・枸杞子15g・海桐皮12g・怀牛膝12g・秦艽9g・当归9g・片姜黄9g・威灵仙9g・赤芍9g・桑寄生9g・茯神9g・制杜仲9g・桂枝9g・北沙参9g・炙甘草6g・独活6g・川芎6g・防风6g・白酒2L

〔制　　法〕将上药共捣为粗末或切成薄片，用绢袋盛装，与白酒同置入容器中，密封浸泡10日后即可服用。

〔功能主治〕祛风湿，通经络，补肝肾，壮筋骨。用于臂痛、中老年人肩痛（肩周炎）。

〔用法用量〕口服：每次服10～20ml，每日2次。15～30日为1个疗程。

处方来源　《秦笛桥医案精华》

第四节
肢体麻木用药酒

三蛇药酒

〔处　　方〕乌梢蛇150g•银环蛇50g•眼镜蛇50g•大血藤10g•杜仲10g•南沙参10g•寻骨风10g•独活10g•香陈皮10g•当归10g•石楠藤10g•桂枝10g•石菖蒲10g•山木通5g•制草乌5g•制川乌5g•陈皮5g•川木香5g•牛膝5g•乌药5g•白芷5g•川芎5g•桑寄生5g•威灵仙20g（制）•黄精20g（制）•南蛇藤20g•红枣20g•伸筋草14g•锁阳15g•甘草8g•蔗糖50g•蜂蜜50g•红糖200g•白酒

〔制　　法〕三蛇均为鲜蛇，为去头、内脏及皮后剂量。一并置容器中，加入白酒10L，密封浸泡半年以上。其余27味加白酒10L，密封浸泡30日以上。上述两浸液分别滤过，合并滤液；取蔗糖、蜂蜜和红糖制成糖浆，待温，加入滤液中，搅匀，静置，滤过，再加白酒制成50L即成，分装备用。

〔功能主治〕祛风除湿，通经活络。用于风寒湿痹、手足麻木、筋骨疼痛、腰膝无力等症。

〔用法用量〕口服：每晚睡前服25～100ml。

处方来源　《药酒汇编》

五加皮酒Ⅵ

〈处　方〉五加皮50g・青风藤12g・川芎12g・海风藤12g・木瓜12g・威灵仙12g・当归20g・菊花20g・白芷20g・白术20g（炒）・红花25g・牛膝25g・党参25g・姜黄25g・独活12g・制川乌12g・制草乌12g・丁香6g・砂仁6g・木香12g・陈皮6g・肉桂6g・玉竹20g・豆蔻10g（去壳）・肉豆蔻10g（煨）・檀香12g・蔗糖200g・55°白酒5L

〈制　法〉将前26味研为粗粉，加入白酒，浸渍，按渗漉法进行渗滤，收集渗漉液和压榨液，合并，再将蔗糖制成糖浆，兑入漉液中，混匀，静置，滤过，即成。

〈功能主治〉舒筋活络，祛风除湿。用于风湿痹痛、手足痉挛、四肢麻木、腰膝酸痛等症。

〈用法用量〉口服：每次服15～30ml，日服3次。

> ⓘ 注意事项：孕妇忌服。

〔处方来源〕《药酒汇编》

加味养生酒Ⅱ

〈处　方〉牛膝12g・枸杞子12g・生地12g・杜仲12g・菊花12g・白芍12g・山萸肉12g・五加皮20g・桑寄生20g・木瓜12g・当归身10g・桂枝9g・龙眼肉20g・白酒2L

〈制　法〉将前13味切碎成片，置容器中，加入烧酒。密封，浸泡7天后，过滤去渣，即成。

〈功能主治〉补肝肾，祛风湿，舒筋活络。用于肝肾精血不足，兼感风湿引起的头晕、腰膝疼痛无力、四肢麻木作痛等症。

〈用法用量〉口服：每次服15～30ml，日服2次。

〔处方来源〕清・《惠直堂经验方》

风湿药酒 IV

〔处　　方〕鸡血藤100g・首乌（制）50g・豨莶草100g・苍术（炒）50g・红藤100g・菝葜50g・老鹳草100g・红花25g・乌梢蛇50g・五加皮25g・桂枝50g・蚕沙25g・白鲜皮50g・石菖蒲25g・苦参50g・杜仲25g・寻骨风50g・高良姜25g・桑枝50g・白芷25g・地黄50g・苍耳子50g・川芎25g・白酒12L

〔制　　法〕将群药研成粗粉或切成薄片，置回流锅内。加入白酒，分2次做溶媒，热回流提取2次，每次2小时，然后回收药渣内余酒，合并酒液，静置滤过，分装即得，密闭，贮阴凉处。也可用酒密闭浸泡即得。

〔功能主治〕祛风活血，利湿通络。用于风湿性四肢麻木酸痛。

〔用法用量〕口服：每次15～25ml，每日2次。

（处方来源）江苏临床经验方

风湿酒 VI

〔处　　方〕桑皮80g・熟地80g・淫羊藿80g・鲜马尾松树根80g・皮子药48g・鲜侧柏叶48g・活血藤32g・石楠藤32g・麻黄32g・川续断32g・桂枝32g・茄根32g・白术（炒）32g・苍术（炒）24g・制附子24g・独活8g・川牛膝8g・秦艽8g・干姜8g・杜仲（盐水炒）8g・甘草8g・防风8g・地枫皮8g・细辛8g・木瓜8g・枳壳（炒）16g・狗脊（去毛）16g・蔗糖600g・白酒8L

〔制　　法〕将前27味，其中马尾松树根，侧柏叶切碎待用。余为粗粉，混匀，用白酒浸渍15天后，按渗漉法，收集漉液2次，再将蔗糖制成糖浆，待温，加入漉液中，又将马尾松树根、侧柏叶置容器中，加入白酒，密封，浸泡30天后，过滤去渣，与漉液合并，搅匀，静置，滤过，即成。

〔功能主治〕祛风燥湿，通经活络。用于四肢麻木、腰膝酸软、风湿性关节痛等。

〔用法用量〕口服：每次服15～20ml，日服2次。

（处方来源）《临床验方集》

芍瓜酒

〈处　　方〉白芍10g • 炙甘草10g • 桂枝15g • 木瓜15g • 秦艽15g • 白酒500ml

〈制　　法〉将前5味切成片，置容器中，加入白酒，密封，浸泡14日后，过滤去渣，即成。

〈功能主治〉除湿散寒，缓急止痛。用于四肢麻木、疼痛、痉挛等症。

〈用法用量〉口服：每次服15～30ml，日服3次。

〔处方来源〕临床经验方

血竭酊

〈处　　方〉当归30g • 红花30g • 血竭25g • 白酒1L

〈制　　法〉将前3味捣碎，置容器中，加入酒精，密封，浸泡1周后，过滤去渣，用20ml玻璃瓶分装，备用。

〈功能主治〉活血舒筋止痛。用于手足麻木、肢节酸痛、局部经络劳损等。

〈用法用量〉外用：以棉球蘸药酒涂擦患处。

〔处方来源〕南京中医学院方

防风白术酒

〈处　　方〉防风12g • 肉桂12g • 麻黄12g • 白术9g • 山萸肉9g • 制附子9g • 细辛（炒）9g • 独活9g • 秦艽9g • 茵陈9g • 山药9g • 杏仁（炒）9g • 磁石50g • 紫巴戟（去心）12g • 炮姜30g • 薏苡仁18g • 生地黄15g • 白酒2L

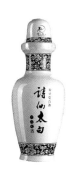

〈制　　法〉将前17味捣为粗末或切成薄片，入布袋，置容器中，加入白酒，密封，浸泡7天后，过滤去渣，即成。

〈功能主治〉调和气血，搜风祛邪，温经通络。用于关节疼痛、肌肉麻木等症。

〈用法用量〉口服：每次空腹随量温服之，日服2次。

〔处方来源〕《药酒汇编》

定风酒 I

〔处　方〕当归30g・天冬30g・五加皮15g・麦门冬15g・怀牛膝15g・川芎15g・熟地黄15g・生地黄15g・秦艽15g・桂枝10g・蜂蜜250g・红糖250g・米醋250g・白酒4L

〔制　法〕将前10味捣为粗末或切成薄片，入布袋，置容器中，加入白酒、蜂蜜、红糖和米醋，密封，隔水蒸煮2小时，取出待温，埋入地下7天后，取出开封，去药袋滤过，即成。

〔功能主治〕养血祛风，通经活络。用于腰腿无力、肢体麻木、筋骨疼痛等症。

〔用法用量〕口服：每次服10～30ml，日服2次，忌过量。

处方来源　《药酒汇编》

补血壮骨酒 I

〔处　方〕淫羊藿25g・巴戟天25g・鸡血藤50g・白酒1L

〔制　法〕将前3味切碎，置容器中，加入白酒，密封、浸泡20天后，过滤去渣，即成。

〔功能主治〕补肾强筋，活血通络。用于肢体麻木、瘫痪、风湿痹痛及跌打损伤等。

〔用法用量〕口服：每次服10～15ml，日服2次。

处方来源　《药酒汇编》

国公酒 II

〔处　方〕玉竹12g・陈皮12g・红曲10g・肉桂8g・丁香8g・砂仁8g・豆蔻10g・木香12g・檀香5g・国公酒清膏20g・蜂蜜100g・红糖100g・白酒1L

〔制　法〕先将前9味药物捣为粗末或切成薄片，置容器中，加入白酒，浸泡1月，然后与国公酒清膏、蜂蜜、红糖相混匀后备用。

〔功能主治〕祛风除湿，养血活络。用于四肢麻木、骨节疼痛、风寒湿痹。

〔用法用量〕口服：每次10～15ml，每日2次。

> ⚠ 注意事项：孕妇忌服。

〔处方来源〕《新编中成药》

〔附　　记〕"国公酒清膏"可祛风止痛，养血通络，疗风湿痹痛，如配以散寒除湿、活血行气之药，对于四肢麻木、手足不遂、关节不利、痹痛诸症有很好的疗效。

夜合枝酒

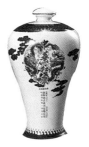

〔处　　方〕夜合枝500g · 桑枝500g · 槐枝500g · 柏枝500g · 石榴枝500g · 防风180g · 羌活70g · 黑豆2.5kg · 糯米2.5kg · 细曲3.5kg

〔制　　法〕将前5味加水25L煎至减半，过滤去渣，取汁入糯米、黑豆，浸泡2日，蒸熟，入细曲，与防风、羌活（共研细末）拌和酿酒，21日后去糟渣，即成。

〔功能主治〕祛风胜湿，通经活络。用于手足不遂、挛缩屈伸不利、四肢麻木、行走艰难等症。

〔用法用量〕口服：每次随量温服，勿醉为度，日服2次。

〔处方来源〕《临床验方集》

夜交藤酒

〔处　　方〕羌活70g · 黑豆2.5kg · 糯米2.5kg · 细辛350g · 防风180g · 夜交藤500g · 桑枝500g · 桂枝500g · 柏枝500g · 石榴枝500g · 白酒10L

〔制　　法〕将羌活、防风捣碎如豆，以水25L，将五枝同煎，取12.5L，去渣，浸入米、黑豆。经二夜，蒸熟入细辛，与防风、羌活拌和造酒，依常法酝封11日，压去糟渣即成。

〔功能主治〕祛风胜湿，通经活络。用于手足不遂、挛缩屈伸不便、四肢麻木、行走艰难等症。

〔用法用量〕口服：每日早晚各1次，每次随量温饮，以愈为止，注意勿醉。

〔处方来源〕 《中国古代养生长寿秘法》

参茸狗骨药酒

〔处　　方〕当归75g • 熟地黄100g • 龙眼肉75g • 麻黄75g • 千年健50g • 甘草50g • 炒苍术50g • 红花50g • 草乌（制）50g • 牛膝50g • 栀子50g • 茜草50g • 续断50g • 独活50g • 陈皮50g • 穿山龙50g • 防己50g • 杜仲（炭）50g • 川乌（制）50g • 木瓜50g • 地枫皮50g • 紫草50g • 人参（去芦）50g • 黄芩50g • 枳壳50g • 没药（醋制）50g • 乳香（醋制）50g • 防风30g • 羌活30g • 川芎30g • 乌梢蛇30g • 砂仁30g • 秦艽30g • 钩藤30g • 马钱子（制）15g • 桂枝25g • 五加皮25g • 鹿茸（去毛）10g • 狗骨胶4g • 白糖800g • 白酒18L

〔制　　法〕将前药制成粗末或切成薄片，以布袋盛之，置容器中，加入白酒，密封，经常振摇，浸泡1月，过滤去渣，加入白糖，溶解后贮瓶备用。

〔功能主治〕祛风散寒，舒筋活血。用于肢体麻木、腰腿疼痛、胃脘寒痛、气血虚弱。

〔用法用量〕口服：每次温服10～15ml，每日2～3次。

> ❗ 注意事项：孕妇忌服。

〔处方来源〕 《新编中成药》

参茸追风酒

〔处　　方〕制川乌100g • 制草乌100g • 红花100g • 当归100g • 陈皮100g • 淡竹叶100g • 炮姜100g • 甘草100g • 生晒参50g • 薄荷100g • 鹿茸30g • 蔗糖2kg • 食醋1.2L • 白酒10L

〔制　　法〕将前11味研为粗粉或切成薄片；再将食醋和白酒，加水4L，混合成溶液。先用少量的混合液湿润药物，6小时后加入剩余混合液，放置48小时以后，按渗漉法以每分钟3ml的速度渗液，收集流液，残渣压榨，合并，加入蔗糖，搅拌，静置，滤过，即得。

〔功能主治〕祛风散寒，舒筋活络，止痛。用于四肢麻木、屈伸困难、筋骨疼痛、风寒湿痹。

〔用法用量〕口服：每次服15ml，日服1～2次。

! 注意事项：孕妇忌服。

处方来源 《药酒汇编》

临汝药酒

〔处　　方〕当归250g·高良姜250g·制草乌750g·丁香250g·红糖1kg·高度白酒10L

〔制　　法〕取丁香制成粗粉，余药切片，混合装入袋内，加入白酒，密闭，水浴加热，使内温达65～70℃，保持24小时，降至室温，过滤，压榨残渣，合并滤液与压榨液，另取红糖，炒至棕色，味苦，加入酒内搅匀，静置5～7日，纱布过滤，至澄清液灌装，灯检，包装即可。含醇量应为48%～52%。

〔功能主治〕温中散寒，活血祛风。用于风湿麻木、腰背冷痛、半身不遂、口眼歪斜、产后中风。

〔用法用量〕口服：每次10ml，每日2次，早晚空腹服。

! 注意事项：服后2小时内禁热饮食。高血压，心脏病，孕妇忌服。若过量服发生头晕、恶心、身体麻木无力等反应时，用凉开水半碗兑红糖15g，服之可解。

处方来源 《中药制剂汇编》

蚁酒

〔处　　方〕大蚂蚁60g·白酒500ml

〔制　　法〕以白酒泡大蚂蚁，半月后即可服用。

〈功能主治〉祛风止痛，通经活络，强壮筋骨。用于风湿痹痛、手足麻木、全身窜痛、末梢神经炎、周围神经炎。

〈用法用量〉口服：每次15～30ml，早晚各1次。

处方来源　《上海中医药杂志》1989，（3）：34

〈附　　记〉现代研究证明：蚂蚁体内所含的化学成分有蛋白质、脂肪、碳水化合物、必需氨基酸，以及构成人体的二十多种大量元素和微量元素，维生素B₁、B₂、D等，还有性激素、ATP、微量蚁酸和特殊的醛类化合物。蚂蚁体内有一种特殊的草体蚁醛，是一种珍贵的补品，其营养价值可超过人参、蜂王浆。因此能益精健骨，强筋壮力，治疗多种疾病。

养血愈风酒Ⅰ

〈处　　方〉防风60g•秦艽60g•川牛膝60g•蚕沙60g•萆薢60g•白术60g（炒）•苍耳子60g•当归60g•杜仲90g（炒）•白茄根120g•红花30g•制鳖甲30g•羌活30g•陈皮30g•枸杞子120g•白糖240g•白酒10L

〈制　　法〉①配料：按处方将上药炮制合格，称量配齐，白糖单放；②粉碎：将防风至枸杞子15味，轧成3号粗粉，白糖轧成细粉；③渗漉：取防风等药粗末，用10L白酒，按渗漉法提取渗滤液，滤液回收乙醇并浓缩成稠膏约240g；④制粒：取上项浓缩膏与白糖粉搅拌均匀，过14～16目筛，制成颗粒，晾干或低温干燥，整粒时喷洒食用香精，密闭于桶内，2天后分装。上药每袋装约50g。用时每袋用白酒500ml溶解之。

〈功能主治〉祛风，活血。用于风寒引起的四肢酸麻、筋骨疼痛、腰膝软弱等症。

〈用法用量〉口服：不拘时，适量饮服，但每次不超过120ml。

❗ 注意事项：孕妇及高血压患者忌服。

处方来源　《中药制剂手册》

追风药酒Ⅰ

〔处　方〕制川乌100g・防风100g・炮姜100g・陈皮100g・甘草100g・当归100g・制草乌100g・白酒7L・蔗糖2kg

〔制　法〕将前7味研成粗粉或切成薄片，入布袋，置容器中。加入白酒，密封，浸泡30～40天。每日搅拌1次。取出布袋压榨，榨出液澄清后与浸液合并，加入蔗糖，搅拌使完全溶解，密封，静置15天以上，滤过，即成。

〔功能主治〕活血祛风，散寒和脾。用于风寒湿痹引起的筋骨疼痛、四肢麻木、腰膝疼痛、风湿性关节炎。

〔用法用量〕口服：每次服10～15ml，日服2次。

⚠ 注意事项：孕妇忌用。

处方来源　《古今药酒大全》

追风活络酒Ⅰ

〔处　方〕当归30g・防风30g・麻黄30g・秦艽20g・补骨脂（盐制）20g・独活20g・续断20g・红花20g・羌活20g・天麻20g・川芎20g・血竭20g・乳香20g・没药20g・红曲20g・牛膝10g・木瓜10g・刘寄奴10g・杜仲（盐制）10g・土鳖虫10g・草乌（制）10g・白芷10g・紫草8g・白酒8L・白糖800g

〔制　法〕将前药研成粗粉或切成薄片，入布袋，置容器中。加入白酒，密封，浸泡30～40天。每日搅拌1次。取出布袋压榨，榨出液澄清后与浸液合并，加入蔗糖，搅拌使完全溶解，密封，静置15天以上，滤过，即成。

〔功能主治〕追风散寒，舒筋活络。用于受风受寒、四肢麻木、关节疼痛、风湿麻痹、伤筋动骨。

〔用法用量〕口服：每次10~15ml，每日2次。

处方来源 《新编中成药》

祛风越痹酒

〈处　　方〉白术150g·当归150g·杜仲90g·牛膝90g·防风90g·苍术60g·川芎60g·羌活60g·红花60g·威灵仙30g·白酒10L

〈制　　法〉将上述药物切片，以绢袋盛好，置于酒坛中封固，用白酒10L浸5~7日，再隔水加热煮透。

〈功能主治〉补肾，健脾，祛风。用于风湿关节疼痛、活动不便、肢体麻木、腰膝酸软无力者。

〈用法用量〉口服：每次30~50ml，每日早晚各1次。

处方来源 清·《林氏活人录汇编》，《治疗与保健药酒》

〈附　　记〉本方所用祛风湿、通经络之药，皆避免大毒刚猛之品。配方安全和缓，又助以养血活血、补益肝肾的药物，扶正祛邪兼顾，看似平淡，深合医旨。

络石藤酒

〈处　　方〉仙茅15g·川萆薢15g·白术15g·黄芪15g·玉竹15g·枸杞子15g·山萸肉15g·白芍15g·木瓜15g·红花15g·牛膝15g·川续断15g·制杜仲15g·骨碎补60g·络石藤60g·狗脊30g·生地30g·当归身30g·薏苡仁30g·黄酒3L

〈制　　法〉将前19味切薄片，入布袋，置容器中，加入黄酒，密封，隔水加热半小时，浸泡数日，过滤去渣，即成。

〈功能主治〉补肝肾，益气血，祛风湿，舒经络。用于肝肾不足、脾虚血弱、风湿性肢体麻木、疼痛、腰膝酸软、体倦身重等症。

〈用法用量〉口服：每次服10~15ml，不可过量服用。日服1~2次。

〈附 记〉络石藤味苦微寒，具有祛风通络的作用，善治风湿痹痛、筋骨拘挛等症，配以其他诸药活血通络，健脾祛湿，补肝肾强筋骨，合成扶正祛邪兼顾之方。《据湖南药物志》记载，治疗风湿筋骨疼，也可单用络石藤浸酒服，还有的验方以络石藤、当归、枸杞子三味药配制药酒治疗精血不足，兼有风湿之邪的筋骨疼痛、腰膝无力等症。

海蛇药酒

〈处 方〉海蛇（蜜炙）58g・过岗龙12g・鸡血藤12g・桂圆肉12g・枸杞子12g・黑老虎根12g・汉桃叶12g・菊花12g・两面针12g・当归12g・党参12g・制何首乌10g・丁公藤10g・川牛膝10g・熟地黄10g・防风10g・巴戟天10g・桂枝10g・木瓜10g・半枫荷25g・豆豉姜5g・陈皮5g・红花8g・羌活25g・独活25g・制杜仲7g・川芎5g・蔗糖50g・白酒4L

〈制 法〉将前27味捣碎或切成薄片，置容器中，加入白酒，密封，浸泡60天，每14天搅拌1次。过滤去渣，加入蔗糖，搅拌至完全溶解，静置，滤过，即成。

〈功能主治〉祛风除湿，舒筋活络，强身壮骨。用于肢体麻木、腰膝酸痛、风寒湿痹。

〈用法用量〉口服：每次服10～25ml，日服2～3次。

> ⚠ 注意事项：孕妇忌服。

处方来源 《临床验方集》

鹿筋壮骨酒

〈处 方〉鹿筋30g・鹿骨200g・玉竹200g・当归50g・肉桂50g・秦艽50g・木瓜40g・制川乌40g・制草乌40g・党参75g・黄芪75g・桂枝75g・枸杞子75g・重楼100g・红花100g・川续断100g・虎杖100g・蔗糖1.2kg・白酒12L

〔制　　法〕将前17味切片，入布袋，置容器中，加入白酒，密封，每天搅拌5次，浸泡30~40天后取出布袋，榨出澄清液后与浸液合并，加蔗糖，搅拌使之溶解，密封，静置15天以上，滤过，即成。

〔功能主治〕祛风除湿，舒筋活血。用于四肢麻木、风湿性关节炎等。

〔用法用量〕口服：每次服10ml，每日2次。忌多服。

> ⚠ 注意事项：孕妇及高血压患者忌服。

处方来源　《药酒汇编》

筋骨疼痛酒

〔处　　方〕当归50g · 肉桂50g · 秦艽50g · 木香40g · 制川乌40g · 制草乌40g · 玉竹200g · 黄芪13g · 党参13g · 桂枝13g · 枸杞子13g · 重楼100g · 川续断100g · 红花100g · 虎杖96g · 砂糖260g · 白酒10L

〔制　　法〕将前15味研为粗末，加入白酒，浸渍48小时后，按渗漉法进行渗滤，收集滤液和压榨液，合并加入砂糖，搅拌溶化，静置14天，滤过，即成。

〔功能主治〕祛风除湿，舒筋活血。用于筋骨酸痛、四肢麻木、风湿性关节炎等。

〔用法用量〕口服：每次服10~15ml，日服2次。忌多服。

> ⚠ 注意事项：孕妇及高血压患者忌服。

处方来源　《临床验方集》

舒筋活络酒 Ⅰ

〔处　　方〕木瓜45g · 当归45g · 红花45g · 桑寄生75g · 川续断30g · 独活30g · 羌活30g · 川牛膝90g · 白术90g · 川芎60g · 防风60g · 蚕沙60g · 玉竹240g · 甘草30g · 红曲180g · 红糖600g · 白酒10L

〔制　　法〕将前14味（除红曲外）研成粗粉。另将红糖溶解于白酒中，用红糖酒浸渍药末48小时后，按渗漉法以每分钟1～3ml的速度缓缓渗流，收集漉液，榨出液，混匀，静置，滤过，即成。

〈功能主治〉祛风除湿，舒筋活络。用于风寒湿痹、筋骨疼痛、四肢麻木等症。

〈用法用量〉口服：每次服20～30ml，日服2次。

〈处方来源〉《药酒汇编》

第五节
风寒湿痹用药酒

二藤鹳草酒

〈处　　方〉海风藤15g・常春藤15g・老鹳草20g・桑枝30g・五加皮10g・白酒1L

〈制　　法〉将前5味切碎，置容器中，加入白酒，密封，浸泡3～7天后，过滤去渣，即成。

〈功能主治〉祛风湿，通经络。用于风寒湿痹、关节疼痛、筋脉拘挛、手足麻木、沉重、活动不便。

〈用法用量〉口服：每晚服10～20ml。

〈处方来源〉《药酒汇编》

十七药酒

〈处　　方〉牛膝90g・石斛90g・制附子90g・白石英120g・磁石120g・萆薢30g・丹参30g・防风30g・山萸肉30g・黄芪30g・羌活30g・羚羊角30g・酸枣仁30g・生地60g・肉桂60g・云茯苓60g・杜仲45g・白酒10L

〈制　　法〉将前17味共研为细末或切成薄片，入布袋，悬于瓷瓶中，加入白酒，密封，浸泡10天后即可取用。随饮随添，味薄为止。

〈功能主治〉补肾清肝潜阳，祛风利湿安神。用于风湿痹痛、筋脉挛急、腰脚软弱无力、视听不明等症。

〈用法用量〉口服：每日早、晚各空腹温服10ml。

〈处方来源〉 《柳森可用方》

丁公藤风湿药酒

〈处　　方〉丁公藤10g・桂枝30g・麻黄8g・羌活8g・当归8g・川芎8g・白芷8g・补骨脂8g・乳香8g・独牙皂8g・苍术8g・厚朴8g・香附8g・木香8g・白术8g・山药8g・菟丝子8g・小茴香8g・苦杏仁8g・泽泻8g・五灵脂8g・陈皮12g・枳壳20g・黄精8g・蚕沙6g・白酒2.5L

〈制　　法〉先将丁公藤蒸2小时，然后与桂枝等24味药、白酒共置入容器中，密封浸泡40日后过滤即成。浸泡期间加温2～5次，每次药酒温度达35℃。

〈功能主治〉祛风除湿，消瘀止痛。用于风湿痹痛（表现为筋骨、肌肉、关节疼痛、疼痛游走不定、肢体重着、麻木、屈伸不利）。一般腰腿痛及跌打损伤亦可应用。

〈用法用量〉口服：每次服10～15ml，日服2～3次，也可外用擦患处。

> ❗ 注意事项：孕妇忌内服，外用时亦忌用于腹部。

〈处方来源〉 《中国药典》

〈附　　记〉方中丁公藤有一定的毒性，故要注意掌握服用量。若发现有中毒现象时（常有汗出不止、四肢麻痹等表现），一般可用甘草10～15g水煎服，或用蜜糖30～60g，冲开水内服及用温水洗身，便可缓解症状。

三乌追健酒

〈处　　方〉制川乌12g・制首乌30g・制草乌12g・追地风18g・千年健18g・白酒1L

〈制　　法〉将前5味切碎，置容器中，加入白酒，密封，浸泡3～7天后，过滤去渣，即成。

〈功能主治〉祛风散寒，活血止痛。用于风湿痹痛、风湿性关节炎、类风湿性关节炎及腰腿痛。

〈用法用量〉口服：每次服10ml，日服2～3次。

> ⚠ 注意事项：凡高血压、心脏病、风湿热及严重溃疡病患者忌服。

处方来源 《全国中草药汇编》

三蛇胆汁酒

〈处　　方〉眼镜王蛇胆3个 • 银环蛇胆3个 • 金环蛇胆3个 • 制杜仲60g • 当归60g • 牛膝60g • 蜂蜜100g • 白酒2L

〈制　　法〉将杜仲、当归、牛膝切成小块，将蛇胆囊切开口，与白酒一起置入容器中，密封浸泡1个月即成。

〈功能主治〉祛风湿，强筋骨。用于风湿痹痛、骨节不利、腰膝疼痛、下肢萎弱。

〈用法用量〉口服：每次服20ml，每日早、晚各1次。

> ⚠ 注意事项：孕妇忌服。

处方来源 《药酒汇编》

三蛇酒 II

〈处　　方〉乌梢蛇1.5kg • 大白花蛇200g • 蝮蛇100g • 生地黄500g • 冰糖2.5kg • 白酒25L

〈制　　法〉将三蛇去头，用酒洗净，切成短段干燥；生地洗净，切碎备用；冰糖置锅中，加入适量的水置文火上加热溶化，待糖汁至黄色时，趁热用一层纱布过滤去渣备用；将白酒装入坛内，再将三蛇、生地放入酒中，加盖密封，每天搅拌3次，浸泡10～15天

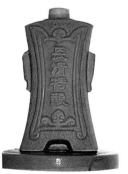

后开坛过滤，加入冰糖汁，充分搅拌，再过滤1次，即可服用。

〈功能主治〉搜风通络，凉血滋肾。用于风寒湿痹、筋骨疼痛、肢体麻木、屈伸不利及半身不遂、跌打损伤之瘀肿、疼痛；风寒入络之抽搐、惊厥等症。亦适用于骨结核、中风后遗症患者。

〈用法用量〉口服：每次服10~20ml，日服2~3次。

〈处方来源〉《中国药膳学》

〈附　　记〉验之临床，坚持服用，每收良效。一般亦可按原方比例缩小10~20倍配制此药酒。

大风引酒

〈处　　方〉大豆（炒熟）100g · 制附子16g · 枳实20g · 泽泻20g · 陈皮20g · 茯苓20g · 防风20g · 米酒2L

〈制　　法〉将大豆用米酒和水各1L煮煎至1.5L，置容器中，再将后6味捣碎入容器中，同煎（隔水煮）至沸。密封，浸泡3~5天后，过滤去渣，即成。

〈功能主治〉补肾助阳，祛风利湿。用于风湿痹症、遍身胀满。

〈用法用量〉口服：每次服100~150ml，日服3次。

〈处方来源〉《柳森可用方》

山龙药酒

〈处　　方〉勾藤30g · 徐长卿12g · 麻口皮子药12g · 白芍12g · 熟地黄12g · 大血藤20g · 川芎30g · 当归10g · 蔗糖200g · 白酒1.5L

〈制　　法〉将前8味捣碎（粗粉），置容器中，加入白酒，密封，浸泡10~15天后，按渗滤法进行缓缓渗漉，收集滤液；另取蔗糖制成糖浆，加入将液中，搅匀，静置，滤过，制成药酒5L。

〈功能主治〉追风祛湿，舒筋活血，滋补强身。用于风湿痹证、筋骨疼痛、四肢无力、腰膝酸软、活动不利等症。

〈用法用量〉口服：每次服20～40ml，日服2次。

> ⓘ 注意事项：孕妇忌服。

〈处方来源〉 《药酒汇编》

天麻酒Ⅲ

〈处　　方〉天麻60g・牛膝60g・制附子60g・制杜仲60g・白酒2.5L

〈制　　法〉将前4味切碎，入布袋，置容器中，加入白酒，密封浸泡7
天后，过滤去渣，备用。

〈功能主治〉祛风通络，温肾壮腰。用于妇人风痹、半身不遂。

〈用法用量〉口服：每次温服5～10ml，日服2～3次。

〈处方来源〉 明・《普济方》

木瓜酒速溶剂Ⅱ

〈处　　方〉木瓜18g・桑枝25g・川芎16g・天麻
16g・甘松15g・桑寄生16g・当归
12g・川续断12g・红花12g・怀牛膝
18g・制狗脊18g・生玉竹30g・50%乙醇
适量・蔗糖适量

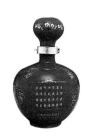

〈制　　法〉将前11味（除红花外）均打成粗粉，过直径1cm筛，加入
红花充分混匀，用适量乙醇湿润，按常规渗流，收集渗漉
液，减压回收乙醇，至乙醇全部蒸尽，得浸膏，加适量
精粉，充分搅拌，制成颗粒，干燥，包装，每袋50g，备
用。每袋加入烧酒500ml溶解，即可饮用。也可以将以上
各药切片，加入10倍量白酒密封浸泡7天，即可。

〈功能主治〉祛风除湿，舒筋活络，活血止痛。用于风寒湿痹、筋骨、
肌肉、关节疼痛、筋脉拘急。

〈用法用量〉口服：每次服30～50ml，日服3次或适量饮用。

〈处方来源〉 《科技简报》

五加皮药酒Ⅰ

〔处　方〕玉竹10g・党参10g・姜黄10g・五加皮10g・陈皮10g・菊花10g・红花10g・怀牛膝10g・白术10g・白芷10g・当归10g・青风藤10g・海风藤10g・川芎10g・威灵仙10g・木瓜10g・海风藤10g・檀香10g・肉豆蔻10g・豆蔻仁10g・独活5g・制川乌5g・制草乌5g・砂仁20g・木香20g・丁香20g・肉桂10g・栀子50g・白酒3L・冰糖150g

〔制　法〕将上药共研为粗末或切成薄片，装入绢袋中，与白酒同置入容器中，密封后置锅中隔水加热2小时，取出静置3日后过滤，加冰糖入滤液中溶化即成，备用。

〔功能主治〕祛风除湿，益气活血，温经散寒，通络止痛。用于风湿痿痹、手足拘挛、四肢麻木、腰肢疼痛、阴囊湿冷。

〔用法用量〕口服：每次服5ml，日服3次。

处方来源　《简明中医辞典》

五加皮药酒Ⅱ

〔处　方〕木瓜30g・五加皮30g・当归9g・秦艽9g・防风9g・茄根9g・肉桂9g・玫瑰花9g・栀子9g・羌活9g・松节15g・姜黄15g・甘草15g・玉竹60g・陈皮6g・丁香6g・砂仁6g・红花6g・檀香6g・木香6g・川芎6g・冰糖1kg・白酒3L

〔制　法〕将上药共研为粗末或切成薄片，装入绢袋中，与白酒同置入容器中，密封后置锅中隔水加热2小时，取出静置3日后过滤，加冰糖入滤液中溶化即成，备用。

〔功能主治〕祛风湿，健筋骨，理脾胃。用于慢性风湿疼痛、筋骨无力，兼见两胁胀痛，或食少脘痞者。

〔用法用量〕口服：每次服15～30ml，每日早、晚各1次。

处方来源　《临床验方集》

〔处　　方〕当归20g · 香加皮20g · 青风藤20g · 海风藤20g · 川芎20g · 威灵仙20g · 木瓜20g · 白术（麸炒）30g · 白芷30g · 牛膝40g · 红花40g · 菊花40g · 陈皮80g · 党参120g · 姜黄120g · 独活10g · 制川乌10g · 制草乌10g · 丁香10g · 砂仁10g · 木香10g · 肉桂10g · 檀香20g · 肉豆蔻（滑石粉煨）15g · 豆蔻（去壳）15g · 玉竹32g · 栀子24g · 白酒12L

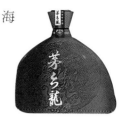

〔制　　法〕上药除栀子外、其余药物加工成粗末，与6L白酒同入容器中，密封后隔水加热至水沸，放冷，开封将酒与药渣倾入坛中再密封浸泡，每10日搅拌1次，30日后取出上清液。将余下的白酒加入坛中，密封浸封30日，过滤。将滤液与前次上清液合并，将栀子捣碎，装入纱布袋中，置入坛里，密封静置5日后再过滤，即可服用。

〔功能主治〕舒筋活血，除湿散风。用于风寒湿痹、腰膝不利、关节肿胀、手足拘挛、四肢麻木，兼有遇寒疼痛增剧、得热减轻及阴囊湿冷。

〔用法用量〕口服：每次服30ml，每日3次。

> ❗ 注意事项：孕妇忌服。

处方来源　《临床验方集》

〔处　　方〕五加皮15g · 当归15g · 肉桂15g · 牛膝10g · 防己10g · 白术（炒）10g · 陈皮10g · 姜黄10g · 独活8g · 栀子8g · 白芷8g · 白糖150g · 50°白酒1L

〔制　　法〕将上药共研为粗末或切成薄片，装入绢袋中，与白酒同置入容器中，密封后置锅中隔水加热2小时，取出静置3日后过滤，加白糖入滤液中溶化即成，备用。

〔功能主治〕通经活络，祛风散寒。用于风寒湿痹、周身骨节疼痛。

〔用法用量〕口服：每次10～15ml，每日2～3次。

〔处方来源〕 《新编中成药》

牛膝酒Ⅲ

〔处　　方〕牛膝60g · 秦艽60g · 川芎60g · 白茯苓60g · 防己60g · 官桂60g · 独活60g · 五加皮120g · 丹参30g · 薏苡仁30g · 火麻仁（炒）30g · 麦冬30g · 石斛30g · 杜仲（炒）30g · 制附子15g · 地骨皮15g · 炮姜15g · 白酒8L

〔制　　法〕将前17味捣碎或切成薄片，入布袋，置容器中，加入白酒，密封，浸泡5～10天后，过滤去渣，即成。

〔功能主治〕祛风除湿，温肾养阴，散寒止痛。用于肾痹虚冷、复感寒湿。

〔用法用量〕口服：每次空腹服1～10ml，日服2次。

〔处方来源〕 清·《医门法律》

冯了性风湿跌打药酒

〔处　　方〕丁公藤20g · 白术10g · 泽泻10g · 牡丹皮10g · 补骨脂10g · 赤芍10g · 小茴香10g · 五灵脂10g · 羌活10g · 杏仁6g · 没药6g · 麻黄6g · 蚕沙6g · 枳壳8g · 香附8g · 菟丝子10g · 乳香6g · 白芍12g · 当归12g · 川厚朴6g · 木香6g · 苍术6g · 皂角6g · 陈皮12g · 黄精12g · 桂枝6g · 白蜜500g · 白酒5L

〔制　　法〕将药物捣碎或切成薄片，入布袋，置容器中，加入白酒和白蜜，密封，埋入地下，浸泡12天后，过滤去渣，即成。

〔功能主治〕补肾健脾，活血化瘀，祛风利湿，理气止痛。用于风湿骨痛、手足麻木、腰腿痛及跌打损伤。

〔用法用量〕口服：适量饮用。
　　　　　　外用：日擦数次。

〔处方来源〕 《简明中医辞典》

〈附　　记〉服该药酒应注意：①应从小剂量开始，一次量最多不能超过15ml。如出现口舌麻木感，应减量或停药。②有消化道疾病者，宜饭后服。③年老体弱或小儿酌情减量。

双乌花酒

〈处　　方〉制川乌12g · 制草乌12g · 花椒12g · 红花12g · 土鳖虫12g · 穿山甲12g · 五加皮30g · 羌活20g · 独活20g · 黄酒1.5L

〈制　　法〉将上述中药浸入黄酒内，夏日泡5日，冬日泡7日，然后将浸出液装瓶密封备用。

〈功能主治〉祛风散寒胜湿，通经活络，逐瘀止痛。用于各型风寒湿痹（急慢性风湿性关节炎、风湿性肌炎）。

〈用法用量〉口服：每次5~10ml，每日3次。15日为1疗程，1疗程完后停药3日，再进行下一疗程。

⚠ 注意事项：孕妇忌服。

处方来源　《北京中医学院学报》1990，13（3）：45

〈附　　记〉加减：上肢重者加桑枝12g、姜黄15g；下肢重者加川牛膝12g；坐骨神经痛者加制马钱子9g、小白花蛇一条；骨性关节炎加鹿角霜15g、鹿衔草15g；创伤性关节炎者加三七10g、血竭6g。

去痹药酒

〈处　　方〉搜山虎根10g · 金荞麦20g · 威灵仙25g · 寻骨风根25g · 豨莶草40g · 马鞭草60g · 锦鸡儿20g · 白酒2L

〈制　　法〉将上药粉碎成粗粉，加白酒，浸渍3星期以上，间断搅拌，取上清液，药渣压榨，过滤即得。

〈功能主治〉散风祛湿，清热消炎。用于风湿痹痛。

〈用法用量〉口服：每次10~15ml，每日服3次。

处方来源　《中草药制剂选编》

〈附　　记〉锦鸡儿别名：黄雀花、土黄豆、粘粘袜、酱瓣子、阳雀花、黄棘，为豆科锦鸡儿属落叶灌木。

<table>
<tr><td rowspan="5">石藤通络酒</td><td>〔处　　方〕</td><td>络石藤90g・秦艽20g・伸筋草20g・路路通20g・高粱酒1.5L</td></tr>
<tr><td>〔制　　法〕</td><td>将前4味洗净，切碎，置容器中，加入白酒，密封，浸泡3~7天后，过滤去渣，即成。</td></tr>
<tr><td>〔功能主治〕</td><td>祛风，活血，通络。用于风痹（行痹）、关节肿胀疼痛、游走不定、恶风、舌质淡红、苔薄白、脉浮紧。适用于风湿性关节炎早期。</td></tr>
<tr><td>〔用法用量〕</td><td>口服：每次服10~20ml。每日早、晚各服1次。</td></tr>
<tr><td>处方来源</td><td>《药酒汇编》</td></tr>
</table>

<table>
<tr><td rowspan="5">史国公药酒</td><td>〔处　　方〕</td><td>玉竹25g・神曲18g・牛膝18g・白术18g・桑寄生15g・蚕沙12g・防风12g・川芎12g・木瓜10g・当归10g・红花10g・羌活8g・独活8g・川续断8g・甘草8g・鹿角胶38g・鳖甲胶8g・白酒2L・冰糖1kg</td></tr>
<tr><td>〔制　　法〕</td><td>将前15味研为粗末或切成薄片，与二胶稀释液混匀，置容器中，加入白酒和冰糖，密封，浸泡7天后，搅匀，过滤去渣，贮瓶备用。</td></tr>
<tr><td>〔功能主治〕</td><td>祛风除湿，活血通络。用于风寒湿痹、四肢麻木、骨节疼痛。</td></tr>
<tr><td>〔用法用量〕</td><td>口服：每次9~15ml，日服3次。</td></tr>
<tr><td>处方来源</td><td>《简明中医辞典》</td></tr>
</table>

<table>
<tr><td rowspan="2">白花蛇酒Ⅰ</td><td>〔处　　方〕</td><td>白花蛇（去头骨、尾）1条・天麻50g・秦艽50g・羌活50g・当归50g・防风50g・五加皮50g・白酒4L</td></tr>
<tr><td>〔制　　法〕</td><td>将前7味捣碎或切成薄片，置容器中，加入白酒，密封，浸泡20天后，过滤去渣，即成。</td></tr>
</table>

〈功能主治〉祛风湿，搜风通络，强筋健骨。用于风湿痹证、筋骨酸痛、半身不遂、口眼歪斜。

〈用法用量〉口服：每次服10~15ml，日服2次。

〈处方来源〉 《药酒汇编》

百药长寿酒

〈处　　方〉当归15g・白芍15g・白术15g・白茯苓15g・牛膝15g・杜仲15g・破故纸15g・小茴香15g・五味子15g・陈皮15g・半夏15g・苍术15g・厚朴15g・枳壳15g・香附15g・官桂15g・羌活15g・独活15g・白芷15g・防风15g・乌药15g・秦艽15g・川萆薢15g・晚蚕沙15g・干姜15g・川芎12g・怀地黄30g・枸杞子12g・干茄根12g・天冬30g・麦门冬30g・何首乌30g・砂仁8g・红枣250g・烧酒6L

〈制　　法〉将前34味捣为粗末或切成薄片，入布袋，悬于酒坛中，加入白烧酒，密封，浸泡15天后，即可开封饮用。

〈功能主治〉补肝肾，和脾胃，祛风湿，活血通络。用于肝肾不足、脾胃不和、风湿痹阻经络等所引起的身体虚弱、腰膝无力、食少腹满、胸闷恶心、筋骨疼痛等症。

〈用法用量〉口服：每次服15~30ml，日服3次。

〈处方来源〉 明・《摄生秘剖》

防风酒I

〈处　　方〉防风20g・当归20g・秦艽20g・肉桂20g・葛根20g・麻黄15g・羌活10g・川芎10g・白酒1.5L

〈制　　法〉将前8味切碎，入布袋，置容器中，加入白酒，密封，浸泡7天后，过滤去渣，即成。

〈功能主治〉祛风通络，散寒除湿。用于风痹、肢体关节酸痛、游走不定、关节屈伸不利，或见恶风、发热、苔薄白、脉浮。

〈用法用量〉口服：每次服10~20ml，每日早晚各服1次。

〘处方来源〙 《药酒汇编》

寻骨风酒

〈处　　方〉寻骨风200g・白酒2L
〈制　　法〉上药粗碎，用白酒浸于净器中，7日后开封，去渣备用。
〈功能主治〉风湿痹痛、肢体麻木、筋脉拘挛。
〈用法用量〉口服：每次空腹温饮10～15ml，每日3次。

〘处方来源〙 《药酒验方选》

鸡血藤酒Ⅱ

〈处　　方〉鸡血藤胶250g（或鸡血藤片400g）・白酒2L
〈制　　法〉将上药置于净瓶中，注入白酒，密封，浸泡7天后，即可取用。
〈功能主治〉活血通络。用于风寒湿痹、筋骨疼痛不舒、腰膝冷痛、转筋虚损、手足麻木及跌打损伤、妇人经血不调。
〈用法用量〉口服：每次空腹温服15～30ml，日服2次。

〘处方来源〙 《百病中医药酒疗法》

〈附　　记〉凡慢性证属血虚者，坚持服用，常有较好的疗效。

虎潜酒Ⅱ

〈处　　方〉狗胫骨（代替虎胫骨）1对・龟板90g・破故纸45g・牛膝45g・生地45g・骨碎补45g・枸杞子45g・当归90g・羌活30g・川续断30g・桑寄生30g・海风藤30g・红花30g・白茯苓30g・杜仲30g・川芎21g・丹参21g・乳香18g・没药18g・赤何首乌18g・小茴香18g・狗脊18g・独活30g・陈酒10L
〈制　　法〉将上药切成饮片，入绢袋，悬于酒坛中，注以陈年好酒封固，隔水煮1.5小时，然后取出埋土中，2日后即可服用。

饮后的药渣可再注酒6L，按上法制。

〈功能主治〉补肝肾，强筋骨，行血脉，祛风湿。用于治筋骨无力、肌肉痿软、步履艰难。

〈用法用量〉适量饮服。

> ⚠ 注意事项：阴虚火旺者不宜饮服。

〈处方来源〉清·《喻选古方试验》

〈附　记〉虎潜酒的配方是在元代医家朱震亨创制治痿证的名方虎潜丸的基础上加减而成。但与虎潜丸在使用上有所区别，虎潜丸有黄柏、知母滋服降火，适用于肝肾不足、阴虚火旺、下肢萎缩无力的痿症，而虎潜酒去掉了知母和黄柏，增加了祛风湿和补肝肾的药物，适用于风湿痹痛日久不愈、筋骨痿软者。

固春酒

〈处　方〉鲜嫩桑枝120g · 大豆黄卷120g · 生苡仁120g · 枢木子120g · 金银花60g · 五加皮60g · 木瓜60g · 蚕沙60g · 川黄柏30g · 松子仁30g · 白酒8L · 生白蜜120g

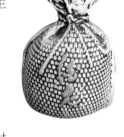

〈制　法〉将前10味捣碎或切成薄片，入布袋，置容器中，加入白烧酒和白蜜，密封，置水锅内蒸3炷香取起，埋入地下，浸泡7天后，过滤去渣，即成。

〈功能主治〉祛风除湿，消炎通络。用于风寒湿袭人经络、四肢痹痛不舒，俗称风气病，不论新久，历治辄效。

〈用法用量〉口服：每次服10～20ml，日服2次。

〈处方来源〉《随息居饮食谱》

〈附　记〉枢木子即十大功劳红子也，黑者名极木子，亦可用，无则用叶或用南天烛子亦可。验之临床，确有良效。本药酒用治热痹，效果亦佳。

金钱白花蛇酒

〈处　　方〉金钱白花蛇1条 • 白酒1L

〈制　　法〉上药躯干剪断，浸入1L烧酒内，隔7日服用。

〈功能主治〉祛风止痛。用于游走性关节疼痛。

〈用法用量〉口服：每晚临睡前服一匙至三匙（10~30ml）。

❗ 注意事项：血虚风热及结核性关节炎不宜应用。

处方来源　《浙江中医杂志》1966，9（7）：35

参蛇浸酒

〈处　　方〉丹参50g • 白花蛇25g • 62°白酒1L

〈制　　法〉将蛇剪碎，和丹参共浸于62°白酒中，浸泡7日后即可。

〈功能主治〉祛风活络通瘀。主治游走性关节疼痛。

〈用法用量〉口服：每日临睡前服10~20ml。

❗ 注意事项：若服数日后关节疼痛加重者，则不宜服此方药。

处方来源　《新中医》1984，（10）：41

草乌酒

〈处　　方〉制草乌20g • 当归70g • 白芍70g • 黑豆70g • 忍冬90g • 白酒3L

〈制　　法〉上5味切成薄片，将黑豆炒半熟，入酒中，再将另4味药碎细入酒中，经5日后开取。

〈功能主治〉养血祛风除湿。用于手足风湿性疼痛，并治妇女鸡爪风（鸡爪风：是由肝火炽旺，血脉被烁，导致筋脉挛缩、身摇手抖、举动艰难、不能持物之病症）。

〈用法用量〉口服：不拘时，随量温饮，渣爆干为末，酒调服。

处方来源　《药酒验方选》

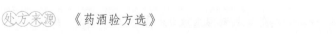

钟乳酒IV

〔处　方〕钟乳石50g・丹参30g・石斛30g・制杜仲30g・天冬30g・牛膝30g・防风30g・制附子15g・肉桂15g・秦艽15g・干姜15g・黄芪30g・川芎30g・当归30g・山萸肉50g・薏苡仁50g・白酒5L

〔制　法〕将前16味捣碎或切成薄片，入布袋，置容器中，加入白酒，密封，浸泡5～10日后，过滤去渣，即成。

〔功能主治〕补肝肾，祛风湿，益气活血，温经散寒。用于风寒湿痹、腰膝酸弱。

〔用法用量〕口服：不拘时，每次温服10ml，渐加，以知唇麻为度。

(处方来源)　《柳森可用方》

复方壮骨酒

〔处　方〕薏苡仁8g・萆薢8g・淫羊藿8g・熟地黄8g・陈皮8g・玉竹8g・牛膝8g・当归5g・五加皮5g・青皮5g・川芎5g・白芍5g・草乌（制）5g・木瓜5g・枸杞子5g・红花5g・紫草5g・川乌（制）5g・续断5g・羌活5g・苍术5g・独活5g・白芷5g・补骨脂5g・蕲蛇5g・杜仲5g・乌药5g・防风5g・牡丹皮5g・佛手5g・人参5g・砂仁5g・檀香5g・肉桂5g・豆蔻5g・木香5g・丁香5g・鹿茸5g・油松节4g・没药2g・乳香2g・麝香5g・红曲20g・白酒1.5L・红糖100g・蜂蜜150g

〔制　法〕将前药捣碎或切成薄片，入布袋，置容器中，加入白酒和白蜜，密封，置水锅内蒸3炷香取起，埋入地下，浸泡10天后，过滤去渣，即成。

〔功能主治〕祛风除湿。用于风寒湿痹、手足麻木、筋骨疼痛、腰膝无力。

〔用法用量〕口服：每次15ml，每日2次。

❗ 注意事项：孕妇及阴虚火旺者忌服。

(处方来源)　《新编中成药》

祛痰通络酒

〈处　　方〉川芎100g·桂枝80g·白芥子50g·当归尾100g·全蝎50g·红花50g·白僵蚕60g·杜仲60g·生姜20g·白酒5L

〈制　　法〉将上药浸泡白酒中，1月后即可饮用。

〈功能主治〉除湿散寒，活血祛风，化瘀通络。用于治疗痹症。

〈用法用量〉口服：每日早晚服2.5~3g，100日为1疗程。

〈处方来源〉《中国医药学报》1991，6（1）：49

〈附　　记〉本方主要适用于痛痹患者。行痹者上方加川牛膝50g；顽痹者上方加半夏30g、千年健50g、党参60g。

秦艽桂苓酒

〈处　　方〉秦艽30g·牛膝30g·川芎30g·防风30g·肉桂30g·独活30g·茯苓30g·杜仲60g·五加皮60g·丹参60g·制附子35g·石斛35g·麦冬35g·地骨皮35g·炮姜30g·薏苡仁30g·火麻仁15g·白酒6L

〈制　　法〉将前17味捣碎或切成薄片，置容器中，加入白酒，密封，浸泡7~10天后，过滤去渣，即成。

〈功能主治〉祛风除湿，舒筋活络。用于久坐湿地、风湿痹痛、腰膝虚冷。

〈用法用量〉口服：每次空腹服10~20ml，日服3次。

〈处方来源〉《百病中医药酒疗法》

豹骨木瓜酒

〈处　　方〉豹骨胶（用狗骨胶代）12g·川牛膝20g·独活30g·桑寄生20g·香加皮30g·川芎20g·当归30g·陈皮30g·千年健20g·木瓜40g·秦艽20g·红花20g·羌活30g·玉竹16g·栀子30g·砂糖300g·50°白酒4.5L

〈制　　法〉将前药捣为粗末或切成薄片，入布袋，置容器中，加入白酒，密封，浸泡20天，过滤去渣，加入白糖，溶解，备用。

〈功能主治〉祛风活血。用于风湿痹痛、筋脉拘挛、四肢麻木、关节不利。

〈用法用量〉口服：每次15～30ml，每日2次。

〈处方来源〉《新编中成药》

透骨祛风酒

〈处　　方〉鲜狗骨（腿骨为佳，也可用猪骨代替）500g · 乌梢蛇（鲜品更佳）100g · 附片30g · 秦艽30g · 当归30g · 木瓜30g · 田三七15g · 高粱白酒7L

〈制　　法〉先将狗骨打碎，放于瓦缸内用高粱白酒浸泡，同时将乌梢蛇放入，一星期后去除骨渣，将酒倒于另一能密封的容器内，放入其余中药，再浸泡7日左右即可使用。

〈功能主治〉祛风除湿，温经散寒，养血通络，壮骨止痛。用于各种风湿疼痛和跌打损伤。

〈用法用量〉取医用清洁白纱布，叠为4~8层，其大小根据疼痛部位的面积而定，以能遮盖住疼痛范围为宜。使用时先将纱布覆盖于治疗部位皮肤上，用吸管或汤匙将药酒浇于纱布上，使其浸透，再将理发用电吹风调至中档，用温热风对准治疗部位热熏，熏治时间根据病情而定，疼痛部位较深者热熏时间可适当延长，并可反复用药，每次熏治约15分钟，一日2次。

〈处方来源〉《新中医》1992，（1）：4

海桐皮酒Ⅲ

〈处　　方〉海桐皮60g · 牛膝60g · 枳壳60g · 制杜仲60g · 防风60g · 独活60g · 五加皮60g · 生地黄75g · 白术15g · 薏苡仁30g · 白酒5L

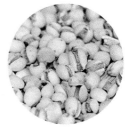

〈制　　法〉将前10味捣碎或切成薄片，和匀，入布袋，置容器中，加入白酒，密封，浸泡7天后，过滤去渣，即成。

〔功能主治〕祛风利湿，补肾健脾。用于湿痹、手足弱、筋脉挛、肢节疼痛无力、不能行履者。

〔用法用量〕口服：每次服10ml，日3夜2，常使酒力微醉，百日履行，如故。

〔处方来源〕 明·《永乐大典》

通痹灵酒

〔处　　方〕制川乌12g · 制草乌12g · 干姜12g · 细辛8g · 威灵仙6g · 凤仙花8g · 红花6g · 川芎4g · 桂枝7g · 独活8g · 寻骨风6g · 樟脑15g · 松枝6g · 三七6g · 五加皮6g · 牛膝4g · 乳香12g · 没药12g · 全虫6g · 土鳖虫6g · 山茱萸10g · 麻黄9g · 枸杞子9g · 狗脊9g · 桑枝6g · 当归6g · 秦艽6g · 55°酒2L

〔制　　法〕把药物粉碎为粗末或切成薄片，用55°白酒浸泡，夏季14日，春秋季21日，冬季30日，过滤沉淀5日而成，密封待用。

〔功能主治〕温经散寒，活血祛瘀，祛风除湿，通痹止痛。用于治疗寒性关节肌肉疼痛。

〔用法用量〕最好晚上用棉签涂药液适量（棉签蘸1～3次）于疼痛处，用聚乙烯超薄膜（薄软食品塑料袋）覆盖，外用衣被覆盖，10分钟左右有发热，温度升高，灼热感属正常，6小时后去掉覆盖物，每日1次，扭伤者可1日3次。

❗ 注意事项：药物切勿接触黏膜部位；皮肤破损者、孕妇、酒精过敏者禁用。

〔处方来源〕 《中医外治杂志》1995，4（4）：23

黄芪酒Ⅱ

〔处　　方〕黄芪30g · 防风30g · 官桂30g · 天麻30g · 萆薢30g · 白芍30g · 当归30g · 云母粉30g · 白术30g · 茵陈叶30g · 木香30g · 淫羊藿30g · 甘草30g · 川续断30g · 白酒4L

〔制　　法〕将前14味捣碎或切成薄片，入布袋，置容器中，加入白酒，密封，浸泡5～10天后，过滤去渣，即成。

〔功能主治〕益气活血，补肾健身，祛风除湿。用于风湿痹、身体顽麻、皮肤瘙痒、筋脉挛急、言语謇涩、手足不遂、时觉不仁。

〔用法用量〕口服：不拘时，每次温服10ml，常令酒气相续为佳。

处方来源 《世医得效方》

黄芪酒方

〔处　　方〕黄芪90g・独活90g・防风90g・细辛90g・牛膝90g・川芎90g・杜仲90g・制附子90g・炙甘草90g・蜀椒90g・制川乌60g・山茱萸60g・秦艽60g・葛根60g・官桂75g・当归75g・大黄30g・山术100g・炮姜100g・白酒15L

〔制　　法〕将前19味捣碎或切成薄片，入布袋，置容器中，加入白酒，密封，浸泡7～10天后，过滤去渣，即成。

〔功能主治〕补肾健脾，益气活血，祛风除湿，舒筋通络。用于血痹及诸痹，甚者四肢不遂、风寒湿痹、举体肿满、疼痛不仁，兼治风虚痰凝、四肢偏枯，或软弱、手不能上头，或小腹缩痛、胁下挛急、心下有伏饮、胁下有积饮、夜梦悲愁不乐、恍惚健忘，此由风虚五脏受邪所致，或久坐腰痛、耳聋卒起、目眩头重，或全体肿痛、饮食恶冷、胸中痰满、心下寒疝及妇人产后余疾、风虚积冷不除者。

〔用法用量〕口服：日2夜1服，每次服10ml，渐加，以知为度。

处方来源 《药酒汇编》

〔附　　记〕①验之临床，坚持服用，常收良效。②随证加味：虚弱者加肉苁蓉60g；下利者加瓜蒌90g；多忘加石斛、石菖蒲、紫石英各60g；心下有水气加茯苓、人参各60g，山药30g。③酒尽更以酒添之，不尔，可取药渣晒干研细末，酒调服3～5g，不知，稍增之。少壮人服勿熬炼，老弱人微熬之。

梅子酒

〔处　　方〕梅子50g・白酒300ml
〔制　　法〕以酒浸没梅子若干，高出2cm为宜，浸1月即成。
〔功能主治〕祛风止痛。用于风湿痛。
〔用法用量〕口服：适量分次饮服。
　　　　　　外用：取酒擦患处。

〔处方来源〕《中国食疗学》

野驼脂酒

〔处　　方〕野驼脂（炼熟，滤去滓）1L・黄酒2L
〔制　　法〕上药炼滤，暖酒一盏，入野驼脂半两许。
〔功能主治〕补益正气，祛风湿。用于风湿痹痛、五缓六急。
〔用法用量〕口服：每日空腹温服20ml，每日1~2次。

〔处方来源〕朝鲜・《医方类聚》

蛮夷酒Ⅱ

〔处　　方〕矾石30g・桂心30g・白术30g・狼毒30g・半夏30g・石楠30g・白石脂30g・龙胆草30g・川续断30g・芫花30g・白石英30g・代赭石30g・竹茹30g・石韦30g・玄参30g・天雄（制）30g・防风30g・山萸肉30g・桔梗30g・藜芦30g・卷柏30g・细辛30g・寒水石30g・乌头（制）30g・踯躅30g・蜀椒30g・白芷30g・秦艽30g・石菖蒲30g・制附子60g・远志60g・石膏75g・蜈蚣2条・白酒12L
〔制　　法〕将前33味捣碎或切成薄片，置容器中，加入白酒，密封，浸泡4天或7~10天后，过滤去渣，即成。
〔功能主治〕补虚祛邪，温经通络。用于风十二痹、偏枯不遂、宿食积滞、久寒虚冷、五劳七伤及妇人产后余疾、月经不调。
〔用法用量〕口服：每次服10~15ml，日服2次。10日后，将药渣晒干，捣细为散，每服6g，以酒送服，日再，以知为度。

〔处方来源〕唐・《备急千金要方》

<table>
<tr><td>鲁公酒</td><td>〈处　　方〉</td><td>茵芋15g · 踯躅花15g · 制乌头15g · 茵陈12g · 生天雄12g · 防己12g · 石斛12g · 细辛9g · 柏子仁9g · 牛膝9g · 山茱萸9g · 甘草（炒）9g · 通草9g · 秦艽9g · 黄芪9g · 生附子9g · 瞿麦9g · 杜仲（炒）9g · 天冬9g · 泽泻9g · 石楠叶9g · 防风9g · 远志9g · 熟地黄9g · 炮姜9g · 桂心9g · 白酒4L</td></tr>
</table>

〈制　　法〉将前26味捣碎或切成薄片，置容器中，加入白酒，密封，浸泡10～14天后，过滤去渣，即成。

〈功能主治〉补肝肾，祛风湿，温经通络。用于诸痹、诸风、风眩心乱、耳聋目暗、泪出、鼻不闻香臭、口烂生疮、风肿痛病、喉下生疮、烦热、厥道口逆、胸胁肩髀痛、手酸不能务农、腰脊不能俯仰、脚酸不仁难以久立。八风十二痹、五缓六急、半身不遂、四肢偏枯、拘挛不可屈伸、贼风咽喉闭塞、哽哽不利，或如锥所刺、行皮肤中无有常处、久久不治、入人五脏中或在心下，或在膏肓、游走四肢、偏有冷处如风所吹，或觉肌肤不仁、尿以代重、晋以代头，名曰痹病，及一应久寒积聚、风湿、五劳七伤、虚损百疾、并皆治之。

〈用法用量〉口服：每次服10～14ml，日服3次。

〈处方来源〉明·《永乐大典》

〈附　　记〉本方亦可为散、为丸酒下之。

第六节
白虎历节风用药酒

<table>
<tr><td>壮骨牛膝酒</td><td>〈处　　方〉</td><td>牛膝（去苗）30g · 羚羊角屑30g · 松节30g · 白酒1L</td></tr>
<tr><td></td><td>〈制　　法〉</td><td>上药细剉，以生绢袋盛，用好酒于瓷瓶中浸，密封，春夏浸7日，秋冬浸27日后开。</td></tr>
<tr><td></td><td>〈功能主治〉</td><td>补肝肾，祛风湿，活血通络。用于风毒攻注、脚膝疼痛、</td></tr>
</table>

不能屈伸、历节风。

〔用法用量〕口服：每日3～4次，每次温饮一中盏。其酒旋添，药味稍薄即换去。

〔处方来源〕明·《太平圣惠方》

松节祛风酒

〔处　　方〕当归100g•熟地黄50g•松节50g•列节50g•牛膝50g•白酒3L

〔制　　法〕上药研成粗末或切成薄片，用绢袋盛，用白酒密闭浸泡7日。

〔功能主治〕凉血活血，历节风。

〔用法用量〕适量饮用。

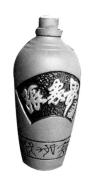

〔处方来源〕明·《普济方》

松枝酒

〔处　　方〕松节30g•桑枝30g•桑寄生30g•钩藤30g•川续断30g•天麻30g•金毛狗脊30g•乌梢蛇30g•秦艽30g•青木香30g•海风藤30g•五加皮30g•菊花30g•蜈蚣5条•狗胫骨100g•白酒5L

〔制　　法〕将前14味捣碎，置容器中，加入白酒，密封，浸泡7天后，过滤去渣，取浸液；另将狗胫骨加水1.5L，用文火煎至500ml，入浸液中，混匀，密封，静置3日后，即可取用。

〔功能主治〕祛风散寒，搜风通络。用于白虎历节风走注疼痛，或如虫行、诸般风气。

〔用法用量〕口服：每次服15～30ml，日服3次。

〔处方来源〕清·《医学心悟》

〔附　　记〕本方系根据《医学心悟》松枝酒去虎骨加狗胫骨、乌梢蛇、蜈蚣而成。

枫寄生酒

〈处　　方〉枫寄生60g・白酒500ml

〈制　　法〉将上药切碎，置容器中，加入白酒，密封，浸泡7天即可取用。

〈功能主治〉追风解挛。用于瘫痪拘急、白虎历节风积年久治无效、痛不可耐者。

〈用法用量〉口服：随时温饮，微醉为度。

〈处方来源〉《民间百病良方》

〈附　　记〉验之临床，确有良效。枫寄生即枫树上之风木藤，年久结成连珠傀儡者即是。

柏节酒

〈处　　方〉柏节50g・白酒1L

〈制　　法〉以柏节切片，用酒浸泡7日，即可。

〈功能主治〉祛风解痉。用于历节风。

〈用法用量〉口服：每次20ml，每晚1次。

〈处方来源〉明・《普济方》

摄风酒

〈处　　方〉寻风藤30g・三角尖（石上生者佳）30g・青风藤根30g・威灵仙30g・石薜荔30g・五加皮45g・生姜45g・乌药15g・石楠叶15g・苍术15g・川续断15g・羌活15g・防风15g・苏木15g・甘草节15g・骨碎补10g・当归10g・乳香10g・青木香7.5g・北细辛7.5g・南木香7.5g・川牛膝12g・威灵仙30g・乌梢蛇50g・狗胫骨100g・白酒6L

〈制　　法〉将前24味捣碎或切成薄片，入布袋，置容器中，加入白酒，密封，仍以锅盛水，将容器置于锅内，用慢火自辰时煮至午时，取出候冷；另将狗胫骨加水1.5L，用文火煎至500ml，兑入容器中，密封、静置3日后，过滤去渣，即成。

〈功能主治〉祛风祛湿，理气活血，散寒止痛。用于百历节风及诸般风湿，流注四肢、大腿、鹤膝一切风疾，四肢拘挛、不能坐立，凡是骨节去处，皆尽浮肿、夜痛号哭。

〈用法用量〉口服：不拘时，随意温服，常令酒气相续。

〈处方来源〉元·《世医得效方》

〈附　　记〉本方系根据《世医得效方》摄风酒舍虎骨加狗胫骨、乌梢蛇而成。夏日随制随用。

蠲痛药酒

〈处　　方〉制川乌30g · 黑豆（炒熟）100g · 全蝎10g · 干地龙15g · 寻骨风15g · 蜈蚣3条 · 麝香2g · 白酒2L

〈制　　法〉将川乌、寻骨风切碎，全蝎、地龙、蜈蚣、麝香研为细末，待用。再将黑豆炒香，置容器中，加入白酒，随后加入余药，密封，浸泡7天后，过滤去渣，即成。

〈功能主治〉祛风除湿，搜风通络。用于清风历节疼痛及手下侧痛。

〈用法用量〉口服：每次服5～10ml，日服2～3次。

❗ 注意事项：孕妇忌服。

〈处方来源〉临床经验方

〈附　　记〉本方用于慢性关节炎、腰腿痛、筋骨痛等痹痛证，效果亦佳。

第三章

疼痛用药酒

第一节
筋骨疼痛用药酒

人参防风酒

〈处　方〉人参45g・防风45g・茯苓45g・细辛45g・秦艽45g・黄芪45g・当归45g・牛膝45g・桔梗45g・干地黄90g・丹参90g・山药90g・钟乳石90g・矾石90g・山茱萸60g・川芎60g・白术75g・麻黄75g・大枣30枚・五加皮100g・生姜（炒）200g・乌麻（碎）200g・白酒16L

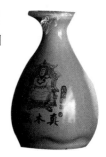

〈制　法〉将前22味细碎（钟乳另以小袋盛），置容器中，加入白酒，密封，浸泡5~7天后，过滤去渣备用。

〈功能主治〉补肝肾，益精血，舒筋脉，通经络。用于筋虚极、不能转、十指爪皆痛，或交替过度，或病水平复、交接、伤气内筋绝、舌卷唇青、引卵缩行脉疼急、腹中绞痛，或便欲绝、不能饮食等症悉皆主之。

〈用法用量〉口服：每次温服30ml，日服2次。

〔处方来源〕唐·《备急千金要方》

〈附　记〉一本无乌麻用杜仲75g。《医部全录》方中干地黄、丹参、山药、钟乳、矾石各用60g，余味同上。

木瓜酒

〈处　方〉木瓜40g・玉竹40g・五加皮30g・羌活30g・当归30g・橘皮30g・独活30g・桑寄生20g・秦艽20g・千年健20g・川牛膝20g・红花20g・川芎20g・山栀子75g・砂糖800g・50°白酒5L

〈制　法〉将上药切片和白酒置入容器中，密封，浸渍21日以上，滤取上清液，再压榨药渣，取榨出液与浸液合并，静置14日以上，再过滤即得，备用。

〈功能主治〉祛风活血，利湿清热。用于风湿痹痛、筋脉拘挛、四肢麻木、关节不利等。

〈用法用量〉口服：每次服20ml，每日2次。

> ❗ 注意事项：孕妇忌服。

〈处方来源〉《上海市药品标准》

木瓜酒速溶剂Ⅰ

〈处　方〉木瓜18kg · 桑枝25kg · 川芎15kg · 桑寄生15kg · 天麻12kg · 当归12kg · 川断12kg · 甘松12kg · 红花12kg · 怀牛膝18kg · 玉竹30kg · 制狗脊18kg · 50%食用乙醇适量 · 蔗糖适量

〈制　法〉①原料处理：上述药料经过调整炮制后，各按处方量称取，除红花外，将木瓜等11种混合打成粗粉，过筛（筛孔直径1cm）。②渗漉，浓缩：上述粗粉，加入红花，充分混匀，用适量乙醇湿润，加入渗漉缸中，按常规进行渗漉，收集渗漉液，减压回收乙醇，至乙醇全部蒸尽，得浸膏。③制粒，包装：取上述浸膏，加适量糖粉，并充分拌匀，制成颗粒，干燥，并用塑料薄膜袋包装即得。

或将以上各药切片，加入10倍量白酒浸泡10天即得。

〈功能主治〉驱风散寒，活血强筋。用于风寒湿气、筋脉拘急、四肢疼痛。

〈用法用量〉每袋用烧酒500ml溶解，适量饮服，每次不超过20ml。

〈处方来源〉《中药制剂汇编》

五加皮酒Ⅴ

〈处　方〉五加皮12g · 红花12g · 当归10g · 玫瑰10g · 栀子12g · 白蔻仁10g · 佛手8g · 黄柏5g · 甘草8g · 白芷12g · 菊花12g · 知母12g · 木瓜12g · 官桂12g · 陈皮12g · 丁香10g · 玉竹15g · 木香10g · 酒酿2L · 蜂蜜

30g • 白糖50g • 白酒2L

〈制　　法〉将前18味捣碎或切成薄片，置酒坛中，加入白酒、酒酿、蜂蜜和白糖，密封，浸泡10天后去渣即得。

〈功能主治〉养阴清热，活血通络，散寒止痛，调和肝肾。用于慢性风湿、筋骨无力、肝胃不和、食少脘痞、两胁胀痛及小便不利等症。

〈用法用量〉口服：每次服15～30ml或随量饮用，日服3次。

〈处方来源〉《清大医院方》

丹参石斛酒 I

〈处　　方〉丹参30g • 川芎30g • 杜仲30g • 白茯苓30g • 防风30g • 白术30g • 党参30g • 桂心30g • 五味子30g • 陈皮30g • 黄芪30g • 山药30g • 当归30g • 石斛60g • 干姜45g • 牛膝45g • 炙甘草15g • 白酒6L

〈制　　法〉将前17味捣为粗末或切成薄片，入布袋，置容器中. 加入白酒，密封，浸泡7天后，过滤去渣，即成。

〈功能主治〉补虚祛邪，活血通络，止痛。用于脚气痹弱、筋骨疼痛等。

〈用法用量〉口服：每次饭前温服20ml，日服2次。

〈处方来源〉《药酒汇编》

丝瓜络酒 I

〈处　　方〉丝瓜络150g • 白酒500ml

〈制　　法〉上药共浸泡7日，去渣，备用。

〈功能主治〉通络止痛。用于关节酸痛。

〈用法用量〉每次一小盅饮服。

〈处方来源〉《中国食疗学》

还童酒Ⅲ

〈处　方〉熟地黄90g · 生地黄120g · 全当归120g · 五加皮120g · 川萆薢60g · 怀牛膝60g · 苍术60g · 广陈皮60g · 川续断60g · 枸杞子60g · 丹皮60g · 宣木瓜60g · 羌活30g · 独活30g · 小茴香30g · 乌药30g · 秦艽90g · 麦冬90g · 川桂枝15g · 陈酒（或黄酒）12L

〈制　法〉将前19味切碎，入布袋，置容器中，加入白陈酒，密封，隔水加热1.5小时，取出待温，埋入地下，7日后取出过滤去渣，即可服用。

〈功能主治〉凉血滋阴，祛风除湿，舒筋活血，温经通络。用于风湿筋骨不利，兼面色不华等阴血不足现象者均可用之。

〈用法用量〉口服：每次服20～30ml，每日2次。

〈处方来源〉《回生集》

虎潜酒Ⅰ

〈处　方〉狗胫骨（代替虎胫骨）1对 · 龟板90g · 破故纸45g · 牛膝45g · 生地45g · 骨碎补45g · 枸杞子45g · 当归90g · 羌活30g · 川续断30g · 桑寄生30g · 海风藤30g · 红花30g · 白茯苓30g · 杜仲30g · 川芎21g · 丹参21g · 乳香18g · 没药18g · 赤何首乌18g · 小茴香18g · 狗脊18g · 独活30g · 白酒10L

〈制　法〉将上药切成饮片，入绢袋，悬于酒坛中，注以陈年好酒封固，隔水煮1.5小时，然后取出，埋土中，2日后即可服用。饮后的药渣可再注酒6L，按上法制。

〈功能主治〉补肝肾，强筋骨，行血脉，祛风湿。用于筋骨无力、肌肉痿软、步履艰难。

〈用法用量〉适量饮服。

⚠ 注意事项：阴虚火旺者不宜饮服。

〈处方来源〉清·《喻选古方试验》

〈附　记〉虎潜酒的配方是在元代医家朱震亨创制治痿证的名方虎潜丸的基础上加减而成。但与虎潜丸在使用上有所区别，虎潜丸有黄柏、知母滋服降火，适用于肝肾不足、阴虚火旺、下肢痿软无力的痿症，而虎潜酒去掉了知母和黄柏，增加了祛风湿和补肝肾的药物，适用于风湿痹痛日久不愈、筋骨痿软者。

定风酒Ⅱ

〈处　方〉天冬50g・麦门冬25g・生地黄25g・熟地黄25g・川芎25g・牛膝25g・秦艽25g・五加皮25g・川桂枝25g・白蜂蜜500g・红糖500g・陈米醋500ml・白酒2L

〈制　法〉将前9味捣碎或切成薄片，入布袋，待用。先把白蜂蜜、红糖和陈米醋放入白酒内，搅匀，然后放入药袋，用豆腐皮封口，密封，隔水蒸煮3小时后，取出，待温，埋入土中7日后取出即可。

〈功能主治〉滋补肝肾，祛风除湿，温经通络。用于肝肾阴虚所致的肢体麻木、筋骨疼痛、上重下轻、下肢软弱无力等症。

〈用法用量〉口服：每次服20～30ml，每日2次。

处方来源　《随息居饮食谱》

追风药酒Ⅱ

〈处　方〉制川乌50g・制草乌50g・薄荷50g・干姜（炮）50g・当归50g・陈皮50g・甘草50g・白糖50g・40°～55°白酒4L

〈制　法〉上药粉碎成粗末或切成薄片，置于容器内，加入白酒，密闭浸泡15日，然后取渣榨净弃之，取澄清酒液，加入冰糖溶化，过滤后即可。

〈功能主治〉活血疏风，散寒健脾。用于风寒湿痹引起的筋骨疼痛、四肢麻木、腰膝疼痛、风湿性关节炎。

〈用法用量〉口服：每次10～15ml，每日2次。

❗ 注意事项：孕妇忌服。

处方来源　《新编中成药》

养血愈风酒Ⅱ

〈处　　方〉独活30g・制杜仲30g・怀牛膝30g・玄参30g・天麻30g・川萆薢30g・羌活30g・生地黄45g・熟地黄45g・当归25g・肉桂15g・玉竹75g・冰糖1kg・白酒5L

〈制　　法〉将上药捣碎，装入纱布袋，扎口，与白酒共置入容器中，密封浸泡1周，过滤取液；再压榨药渣，过滤取液。将2次药液混合，加入冰糖溶解和匀即成，备用。

〈功能主治〉养血祛风，舒筋活络。用于腰膝酸软、筋络牵强、骨节疼痛、手足麻木。

〈用法用量〉口服：每次服50ml，每日2次。

> ❗ 注意事项：孕妇忌服。

〈处方来源〉《临床验方集》

〈附　　记〉本药酒尤以阴液亏损较重才饮用最宜。

祛风活血酒

〈处　　方〉红花25g・枸杞子30g・当归25g・桑寄生10g・独活12g・油松节12g・川芎10g・鸡血藤10g・官桂8g・乳香（醋制）6g・川牛膝25g・没药（醋制）8g・木瓜25g・红曲35g・玉竹30g・续断12g・桑枝25g・白酒3L

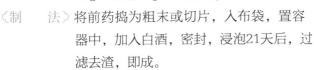

〈制　　法〉将前药捣为粗末或切片，入布袋，置容器中，加入白酒，密封，浸泡21天后，过滤去渣，即成。

〈功能主治〉祛风活血，强筋健骨。用于气血不和、风寒湿痹、筋骨疼痛、手足拘挛。

〈用法用量〉口服：每次15～60ml，每日2次。

> ❗ 注意事项：孕妇慎用。

〈处方来源〉《新编中成药》

祛风调荣酒

〔处　　方〕人参18g・细辛18g・茜草18g・川椒12g・茵陈叶
12g・金牙石12g・干地黄12g・防风12g・制附子
12g・地肤子12g・蒴藋12g・升麻12g・羌活30g・牛膝
20g・白酒2L

〔制　　法〕将前14味捣为粗末或切成薄片，入布袋，置容器中，加入
白酒，密封，浸泡14天后，过滤去渣，即成。

〔功能主治〕调血养荣，散寒祛湿，舒筋活络。用于风寒湿痹、筋骨、
关节酸痛、四肢挛急、口不能言等症。

〔用法用量〕口服：每次温服30ml，日服3次。

处方来源　《药酒汇编》

豹骨酒

〔处　　方〕豹骨（用狗骨代）20g・苡仁（麸炒）
16g・粉萆薢16g・淫羊藿（羊
油炙）16g・熟地黄16g・陈皮
15g・玉竹16g・牛膝18g・香加
皮12g・当归12g・青皮（醋炒）
12g・川芎12g・白芍12g・制草
乌12g・木瓜10g・枸杞子12g・红
花12g・紫草12g・羌活12g・川续
断12g・制川乌12g・苍术（米泔水
炒）12g・独活12g・白芷12g・补骨脂（盐炒）12g・白
花蛇（酒制）15g・杜仲炭12g・乌药8g・防风12g・牡
丹皮12g・佛手10g・人参15g・砂仁8g・鹿茸12g・檀
香5g・肉桂10g・豆蔻5g・木香12g・丁香8g・油松
节18g・乳香（醋炒）10g・没药（醋炒）10g・麝香
2g・红枣20g・红糖500g・蜂蜜500g・白酒5L

〔制　　法〕将狗骨分次加水，煎煮至胶尽，合并煎煮液，浓缩到黏稠
状态。将乳香、没药研成细粉，麝香单研成细粉。再把薏
苡仁等40味药加工成粗粉，与狗骨煎液、乳香、没药、红
糖、蜂蜜、白酒同置入容器中，密封，隔水煮至水沸，候
冷后加入麝香粉混匀，密封静置3个月以上，过滤；药渣

压榨，过滤。合并2次过滤液，静置2日，再过滤即成，备用。或将以上各药切片，加入白酒密封浸泡7天即得。

〔功能主治〕祛风除湿，舒筋活络。用于风寒湿痹、手足麻木、筋骨疼痛、腰膝无力症状者。

〔用法用量〕口服：每次服15ml，每日2次，温服。

❗ 注意事项：凡高血压患者、孕妇及阴虚火旺者忌服。

㊞处方来源 《山东省药品标准》

雪莲药酒

〔处　方〕雪莲花100g・木瓜50g・独活35g・秦艽25g・桑寄生50g・杜仲40g・当归40g・党参50g・黄芪40g・鹿茸15g・巴戟天25g・补骨脂25g・香附20g・黄柏20g・芡实50g・五味子15g・白酒6L・冰糖500g

〔制　法〕上药粉碎成粗末或切成薄片，置于容器内，加入白酒，密闭浸泡25～30日，然后取渣榨净弃之，取澄清酒液，加入冰糖溶化，过滤后即可。

〔功能主治〕祛风湿，养精血，补肾强身。用于肾虚、气血不足、风湿侵袭的关节筋骨疼痛，以及腰部酸痛、倦怠无力、目暗耳鸣、月经不调等证。

〔用法用量〕口服：每次15～20ml，每日2次。

❗ 注意事项：孕妇忌服。

㊞处方来源 《中成药研究》1980，（4）：46

〔附　记〕该酒重用雪莲花，现代药理证明，雪莲乙醇提取物，具有抗炎镇痛作用。

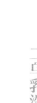

第二节
腰腿痛用药酒

二乌乳没药酒

〔处　　方〕制草乌100g·制川乌100g·乳香100g·没药100g·自然铜100g·山栀100g·川椒50g·细辛30g·冰片10g·75%乙醇2.5L

〔制　　法〕先将川乌、草乌、乳香、没药碎为小块，将山栀捣碎，混同其他药物放入乙醇的瓶内，封口备用。

〔功能主治〕温经活血止痛。用于治疗腰痛。

〔用法用量〕外用：频谱仪照射，10分钟后，将药酒均匀涂抹患处，每日1次，每次40分钟，1星期为1疗程。

〔处方来源〕《中国民间疗法》1998，（2）：33

十味附子酒Ⅰ

〔处　　方〕制附子30g·丹参30g·川续断30g·牛膝30g·五加皮（炙）20g·白术50g·生姜50g·桑白皮50g·细辛25g·肉桂25g·白酒3L

〔制　　法〕将前10味细锉，入布袋，置容器中，加入白酒，密封，浸泡7天后，过滤去渣，即成。

〔功能主治〕温肾壮腰，舒筋活血，祛风湿，止痹痛。用于腰膝酸痛、脚痛、冷痹。

〔用法用量〕口服：每次空腹温服10～15ml，日服3次。

〔处方来源〕宋·《圣济总录》

人参固本酒

〔处　　方〕人参60g·何首乌60g·熟地黄60g·生地黄60g·枸杞子60g·天冬60g·麦门冬60g·当归60g·白茯苓30g·白酒5L

〔制　　法〕将前9味捣碎或切成薄片，入布袋，置容器中，加入白酒，密封，置文火上煮约1小时后，离火待冷，置阴凉处，浸泡7天后，过滤去渣，即成。

〈功能主治〉补肝肾，填精髓，益气血。用于腰腿膝酸软、体倦乏力、精神萎靡、失眠、食欲不振等症。

〈用法用量〉口服：每次服10～20ml，日服2次。

〈处方来源〉 《药酒汇编》

山茱地膝酒

〈处　　方〉山茱萸60g・怀牛膝60g・熟地黄60g・五味子40g・杜仲30g・麦冬30g・白酒4L

〈制　　法〉将前6味捣碎或切成薄片，入布袋，置容器中，加入白酒，密封，隔日摇动数下，浸泡14日后，过滤去渣，即成。

〈功能主治〉补肾填精，活血通络。用于风湿腰膝酸软、四肢乏力。

〈用法用量〉口服：每次服10～20ml，日服2次。

〈处方来源〉 《药酒汇编》

千金杜仲酒

〈处　　方〉杜仲60g・石楠叶15g・羌活30g・制附子5g・白酒1L

〈制　　法〉将前4味捣碎或切成薄片，置容器中，加入白酒，密封，浸泡7天后，过滤去渣，即成。

〈功能主治〉补肾强腰，祛风寒。用于腰膝疼痛、步履无力等。

〈用法用量〉口服：每次服20ml，日服2次。

〈处方来源〉 《药酒汇编》

天雄杜仲酒

〈处　　方〉天雄50g・制杜仲50g・牛膝10g・淫羊藿10g・乌蛇150g・石斛10g・侧子6g・防风10g・桂心50g・川芎10g・川椒10g・白术10g・五加皮10g・酸枣仁50g・酒5L

〈制　　法〉上药细剉，以生绢袋盛，用酒浸，密封7日。

〈功能主治〉驱风散寒，滋补肝肾。用于治腰痛牵引、流入腿、元气虚衰、风冷所侵、腰脊拘急、俯仰不得。

〈用法用量〉口服：每次饭前温服10～20ml。

处方来源 明·《普济方》

五加壮腰酒

〈处　　方〉五加皮125g・枳壳75g・独活75g・制草乌75g・干姜75g・石楠75g・丹参100g・防风100g・白术100g・地骨皮100g・川芎100g・猪椒根100g・干熟地黄150g・牛膝150g・枸杞子100g・秦艽100g・清酒20L

〈制　　法〉上药细剉，用生绢袋盛，清酒渍之，密封7日开。

〈功能主治〉驱风散寒，滋补肝肾。用于风湿腰痛、痛连胫中、骨髓疼痛。

〈用法用量〉饭前温饮一中盏。

处方来源 宋·《太平圣惠方》

五味沙苑酒

〈处　　方〉菊花60g・枸杞子60g・沙苑子30g・山茱萸30g・生地黄30g・白酒2L

〈制　　法〉将前5味捣碎或切成薄片，入布袋，置容器中，加入白酒，密封隔日摇动数下，浸泡7天后，去渣即成。

〈功能主治〉滋补肝肾，清热明目。用于肝肾不足、腰膝酸软、头晕眼花、目暗不明等症。

〈用法用量〉口服：每次服10～20ml，日服2次。

处方来源 《药酒汇编》

牛膝白术酒

〈处　　方〉牛膝15g・制附子15g・丹参15g・山萸肉15g・陆英15g・杜仲15g・川石斛15g・茵陈15g・当归20g・白术20g・五加皮20g・薏苡仁12g・川芎12g・防风12g・川椒12g・细辛12g・独活12g・秦艽12g・肉桂12g・炮姜10g・白酒3L

〈制　　法〉将前20味捣碎或切成薄片，置容器中，加入白酒，密封，浸泡7～14天后，过滤去渣，贮瓶备用。

〈功能主治〉补肝肾，壮筋骨，祛风湿，和血脉，利关节。用于腰膝酸痛、行步无力、关节不利、头昏目眩、四肢不温等症。

〈用法用量〉口服：初服15ml，渐加，有感觉为度。日服3次，可长期服用。

〈处方来源〉宋·《圣济总录》

牛膝枣仁酒

〈处　　方〉牛膝（去苗）15g・菖蒲15g・酸枣仁（微炒）15g・川芎15g・石斛（去根）15g・淫羊藿15g・天麻15g・狗胫骨（涂酥，炙微黄）15g・桂心15g・制附子（炮裂，去皮脐）15g・萆薢15g・好酒2L

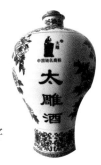

〈制　　法〉上药，细剉或切片，以生绢袋盛，用好酒于瓷瓶中浸，密封。

〈功能主治〉补肝肾，壮筋骨，祛风湿。用于腰脚疼痛、皮肤不仁、筋脉挛急。

〈用法用量〉口服：每次温饮一盏，约50ml，常令醺醺不得大醉，酒尽更添，当药味淡即换之。

⚠ 注意事项：忌生冷毒滑物。

〈处方来源〉宋·《太平圣惠方》

牛膝浸酒方

〈处　　方〉牛膝15g・萆薢15g・桂心10g・羌活12g・制附子（炮裂，去皮脐）10g・当归10g・防风10g・狗胫骨（涂酥，炙微黄）15g・白酒1L

〈制　　法〉上药细剉或切片，用生绢袋盛，以酒浸于瓷瓶中。经7日开。

〔功能主治〕补肝肾，壮筋骨，祛风湿，和血脉，利关节。用于腰脚疼痛、行动不利。

〔用法用量〕口服：每于食前，温服一小盏（约20~30ml）。

处方来源 宋·《太平圣惠方》

风湿药酒Ⅴ

〔处　　方〕黄芪（蜜制）30g·当归25g·槲寄生25g·老鹳草25g·续断25g·麻黄25g·防己25g·防风25g·薏苡仁（炒）20g·牛膝20g·地龙20g·红花20g·羌活15g·草乌（制）15g·茯苓15g·白术（炒）15g·独活15g·川乌（制）15g·附子（制）15g·苍术（炒）15g·高良姜15g·川芎15g·鸡血藤15g·胆南星15g·白芷15g·骨碎补（盐制）15g·肉桂15g·马钱子（制）10g·杜仲（炭）10g·细辛10g·甘草10g·白糖500g·50°白酒6L

〔制　　法〕将上药捣碎或切成薄片，入布袋，置容器中，加入白酒，密封，浸泡14天后，过滤去渣，即成。

〔功能主治〕散风祛湿，活血止痛。用于腰腿疼痛、肢体麻木、关节疼痛。

〔用法用量〕口服：每次10~15ml，每日2~3次，温服。

❗ 注意事项：孕妇忌服。

处方来源 《新编中成药》

〔附　　记〕本品为棕黄色的澄明液体，气芳香，味辛、微苦。

风湿骨痛药酒

〔处　　方〕威灵仙50g·槲寄生50g·穿山龙50g·防己50g·独活50g·茜草50g·羌活50g·马钱子（制）10g·麻黄10g·白糖100g·50°白酒4L

〔制　　法〕将上药捣碎，入布袋，置容器中，加入白酒，密封，浸泡

10～14天后，过滤去渣，即成。

〈功能主治〉散风，祛湿。用于腰腿疼痛、肢体麻木、手足拘挛、关节疼痛。

〈用法用量〉口服：每次10～15ml，每日2～3次，温服。

> ❗ 注意事项：孕妇忌服。

〈处方来源〉《新编中成药》

风湿骨痛酒Ⅲ

〈处　　方〉老贯金100g・苍术50g・透骨草50g・威灵仙50g・苍耳子叶25g・黄柏25g・防风25g・草乌25g・穿山龙50g・白糖300g・白酒4L

〈制　　法〉先将黄柏加8倍量水煎煮1小时后，再入其他各药，加水超过药面2寸，前至水剩1/3，滤取药液；药渣再加水煎1次。合并两次药液，浓缩成3～3.5L，加入白酒和白糖，搅匀，静置3天后，滤过即成。

〈功能主治〉散风利湿，消炎止痛。用于风寒腰腿痛、筋骨麻木。

〈用法用量〉口服：每次服15～20ml，日服2～3次。

〈处方来源〉《中药制剂汇编》

六味杞地酒

〈处　　方〉枸杞子60g・熟地黄60g・制首乌60g・夜交藤30g・茯苓20g・檀香2g・米酒2L

〈制　　法〉将前6味捣碎或切成薄片，入布袋，置容器中，加入白酒，密封，经常摇动，浸泡14天后，过滤去渣，即成。

〈功能主治〉补肝肾，养精血，安心神。用于腰膝酸软、眩晕、失眠、心神不安、面容憔悴等。

〈用法用量〉口服：每次服20ml，日服2次。

〈处方来源〉《药酒汇编》

巴戟羌活酒

〈处　　方〉巴戟天100g・羌活100g・牛膝100g・当归100g・石斛100g・蜀椒25g・生姜150g・白酒5L

〈制　　法〉制法一：上药分别切碎，加入白酒，瓷瓶内浸密封，以重汤煮4小时取出，候冷开封。制法二：上药粉碎成粗末或切成薄片，置于容器内，加入白酒，密闭浸泡15日，即可。

〈功能主治〉祛风除湿，解痉止痛。用于治风冷或寒湿伤着腰脚、冷痹或疼痛、强直不得屈伸。

〈用法用量〉口服：每次10～15ml，每日2次。

处方来源　宋·《太平圣惠方》

双乌酒

〈处　　方〉制川乌10g・制草乌10g・鸡冠花（或红花）10g・川芎15g・当归15g・牛膝15g・黄芪18g・白酒1L

〈制　　法〉上药切片，加白酒，浸泡1星期后服用。

〈功能主治〉温经活血，益气止痛。用于各种腰腿痛而无关节红肿发热。

〈用法用量〉口服：每次饮50～100ml，早晚各1次，一般服用2～3剂，酒量大者可适当多饮，如感觉口舌发麻宜减量。

处方来源　《新中医》1997，（6）：42

〈附　　记〉兼肩臂痛者加羌活15g，颈项痛者加葛根30g，腰膝酸软者加杜仲10g。

甘露酒

〈处　　方〉熟地黄60g・枸杞子60g・桂圆肉60g・葡萄干60g・红枣肉60g・桃仁60g・当归60g・杜仲60g・白酒5L

〈制　　法〉将前8味洗净，切碎，入布袋，置容器中，密封，经常摇动，浸泡14天后，过滤去渣，即成。

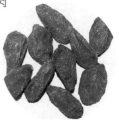

〈功能主治〉补肝肾，养精血，安心神，活血脉。用于腰膝酸困、精神
不振、体倦乏力、面容憔悴、失眠、心悸、健忘等症。
〈用法用量〉口服：每次服10～15ml，日服3次。

处方来源 《临床验方集》

石花酒

〈处　　方〉石花200g・白酒1L
〈制　　法〉以石花渍酒7日。
〈功能主治〉养血明目，补肾利尿。用于治腰脚风冷。
〈用法用量〉每晚20ml。

处方来源 明·《普济方》

〈附　　记〉石花：又名地衣，蒙古名"道立克"，为梅花衣科植物藻
纹梅花衣的全体，味甘，性寒，有养血明目，补肾利尿，
清热解毒功效，可治视物模糊、吐血、腰膝疼痛、小便热
痛等病症。

石斛秦艽酒

〈处　　方〉生石斛50g・秦艽25g・远志25g・橘皮15g・白术
15g・丹参30g・茯神30g・五加皮30g・桂心20g・牛膝
40g・白酒2.5L
〈制　　法〉上药细切，用酒渍7日。
〈功能主治〉养血生精。用于大下之后，四体虚寒、脚中羸弱、腰挛
痛、食饮减少。
〈用法用量〉口服：每次温服10～15ml，日服3次。

处方来源 唐·《千金翼方》

石斛酒Ⅲ

〈处　　方〉石斛24g・黄芪12g・人参9g・防风9g・朱砂（水飞）
12g・杜仲（炒）12g・牛膝12g・五味子12g・白茯苓
12g・山茱萸12g・山药12g・萆薢12g・细辛6g・天冬

18g • 生姜18g • 薏苡仁50g • 枸杞子50g • 白酒3L

〔制　　法〕将前17味细切，入布袋，置容器中，加入白酒，密封，浸泡7天后即可开封取用。

〔功能主治〕益气养阴，祛风利湿，温经通络。用于心脏中风、下注腰脚疼痛、除头面游风、补虚损。

〔用法用量〕口服：不拘时，随量温饮之，不可断绝。

处方来源　明·《奇效良方》

石斛酒Ⅳ

〔处　　方〕生石斛90g • 怀牛膝30g • 生地黄60g • 杜仲20g • 丹参20g • 白酒2L

〔制　　法〕将前5味捣碎或切成薄片，入布袋，置容器中，加入白酒，密封，经常摇动，浸泡7天后，过滤去渣，即成。

〔功能主治〕补肾强筋，活血除痹。用于腰腿疼痛、体倦乏力、风湿痹痛等。

〔用法用量〕口服：每次服20ml，日服3次。

处方来源　《药酒汇编》

四物益寿酒

〔处　　方〕熟地黄60g • 枸杞子30g • 制首乌40g • 沉香（研细末）2g • 白酒1.5L

〔制　　法〕将前3味捣碎或切成薄片，与沉香置容器中，加入白酒，密封，经常摇动，浸泡14天后，过滤去渣，即成。

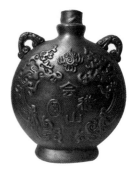

〔功能主治〕补肝肾，养精血。用于腰膝酸软、血虚萎黄、体倦无力、健忘、心悸及脱发等症。

〔用法用量〕口服：每次服20ml，日服2次。

处方来源　《药酒汇编》

白蛇草乌酒

〈处　　方〉白花蛇10g・制川乌10g・制草乌10g・羌活10g・独活10g・秦艽12g・川芎10g・防风10g・细辛10g・麻黄10g・香附10g・延胡10g・制乳香10g・制没药10g・梧桐花10g・鲜生姜10g・薏苡仁12g・白酒1.5L

〈制　　法〉上药1剂，浸于45°～70°烧酒中，半月后用此药酒。

〈功能主治〉祛风，解痉，止痛。用于慢性肩背腰腿疼痛。

〈用法用量〉以此酒蘸手掌上在局部拍打，第1周每日拍1次，每次10分钟，以后每日2次，每次15分钟，拍打轻重以舒适为度。每用1周，将瓶中烧酒加满，使酒保持一定浓度。

❗ 注意事项：对于皮肤有过敏，局部皮肤破损或有皮肤病者，不宜使用。

⟨处方来源⟩ 《江苏中医杂志》1980，（6）：64

地黄二仁酒

〈处　　方〉熟地黄250g・胡麻仁110g・薏苡仁300g・白酒5L

〈制　　法〉先将胡麻仁蒸熟捣烂，与熟地、薏苡仁入布袋，置容器中，加入白酒，密封，隔日摇动数下，浸泡15天后，过滤去渣，即成。

〈功能主治〉补肝肾，通血脉，祛风湿。用于精血亏损、肝肾不足的腰腿（膝）酸软、筋脉拘挛、屈伸不利等症。

〈用法用量〉口服：每次服10～20ml，日服2次。

⟨处方来源⟩ 《药酒汇编》

地黄酒Ⅳ

〈处　　方〉生干地黄（细切）500g・白杨树皮（剉）250g・生姜（碎切炒熟）100g・大豆（炒令熟）250g・清酒10L

〈制　　法〉上药切片用绢袋盛，用清酒浸于瓮瓶中，密封7日。

〈功能主治〉养血，祛风，通络。用于腰腿疼痛。

〈用法用量〉口服：饭前温服30ml。

⟨处方来源⟩ 宋・《太平圣惠方》，明・《普济方》

羊肾酒 II

〔处　方〕羊肾1对 • 仙茅30g • 玉米30g • 沙苑子30g • 桂圆肉30g • 淫羊藿30g • 白酒2L

〔制　法〕将羊肾洗净、切碎，余5味捣碎，一并入布袋。置容器中，加入白酒，盖好置文火上加热30分钟，离火待冷，密封，浸泡7天后，过滤去渣，即成。

〔功能主治〕补肾温阳，安神调胃。用于腰酸腿冷、小腹不温、行走乏力、精神恍惚、食欲不振等症。

〔用法用量〕口服：每次服10~25ml，日服2次。

处方来源　《药酒汇编》

花蛇狗骨酒

〔处　方〕白花蛇（去皮骨炙黄）25g • 狗胫骨（酥涂炙微黄）25g • 当归12g • 川芎12g • 附子（炮裂，去皮脐）10g • 桂心10g • 熟干地黄10g • 防风（去芦头）10g • 山茱萸10g • 萆薢（去根）10g • 牛膝（去苗）10g • 细辛（去苗土）10g • 天麻10g • 黄芪10g • 独活15g • 枳壳（麸炒微黄色，去瓤）10g • 肉苁蓉（酒浸一宿，刮去粗皮）12g • 白酒2L

〔制　法〕上药细剉或切片，用生绢袋盛，以好酒，于瓷瓮子内密封，浸7日。

〔功能主治〕祛风，温阳，补肾。用于骨髓及腰脚疼痛、行步稍难，兼风毒攻注、皮肤痒痛。

〔用法用量〕口服：每次温服30~50ml，日服3次，勿令大醉。

!　注意事项：忌生冷黏滑动风之物。

处方来源　宋·《太平圣惠方》

杜仲丹参酒

〔处　方〕制杜仲（去粗皮）40g • 丹参40g • 川芎25g • 白酒1L

〔制　法〕将前3味捣碎或切片，入布袋，置容器中，加入白酒，密封，隔日摇动数下，浸泡5天后，过滤去渣，即成。

〔功能主治〕补肾，活血。用于治腰痛。

〈用法用量〉口服：每次服10～20ml，日服3次。

处方来源 唐·《外台秘要》，宋·《圣济总录》

〈附　　记〉本方杜仲补肾壮腰，丹参、川芎活血祛瘀，所以适宜于疼痛程度较轻、血瘀凝滞的陈伤性腰痛。

杜仲石斛酒

〈处　　方〉制杜仲12g・石斛10g・牛膝10g・熟地黄15g・丹参10g・肉桂8g・白酒650ml

〈制　　法〉将前6味捣碎，入布袋，置容器中，加入白酒，密封，浸泡14天后，过滤去渣，即成。

〈功能主治〉补肾阳，壮筋骨。用于腰脚酸困、行走无力、筋骨痿软等症。

〈用法用量〉口服：每次服15～25ml，日服3次。

处方来源 《药酒汇编》

杜仲壮腰酒

〈处　　方〉制杜仲15g・羌活12g・干姜（炮裂剉）8g・天雄（炮裂，去皮脐）10g・萆薢15g・川椒（去目及闭口者微炒去汗）10g・桂心10g・川芎10g・五加皮15g・续断15g・甘草（炙微赤）8g・防风（去芦头）20g・瓜蒌根12g・秦艽（去苗）10g・地骨皮10g・石斛（去根）10g・川乌头（炮制）15g・桔梗（去芦头）10g・细辛8g・好酒2L

〈制　　法〉上药细剉或切片，用生绢袋盛，用好酒浸，密封5宿。

〈功能主治〉补肾，祛风，活血，填精。用于五种腰痛。

〈用法用量〉口服：每次服15～25ml，日服3次，饭前温服。

处方来源 宋·《太平圣惠方》

〈附　　记〉《备急千金要方》曰："凡腰痛有五，一曰少服，少阴肾也。十月万物阳气皆衰，是以腰痛。二曰风痹，风寒着腰，是以痛。三曰肾虚，役用伤肾，是以痛，四曰腰痛。

坠堕伤腰，是以痛。五日寝卧湿地，是以痛也。故曰五种腰痛也。"归纳起来有四种原因：①肾虚；②风寒湿外邪的侵袭；③劳累过度；④跌扑损伤。

杜仲羌活酒

〔处　　方〕制杜仲（去粗皮切炒）50g · 干姜（炮）50g · 萆薢50g · 羌活（去芦头）50g · 天雄（炮裂去皮脐）50g · 蜀椒（去目及闭口者，炒出汗）50g · 桂心（去粗皮50g）川芎50g · 防风（去叉）50g · 秦艽（去苗头50g）· 甘草（炙）50g · 细辛（去苗叶）15g · 五加皮15g · 石斛（去根）15g · 续断15g · 地骨皮（洗）15g · 桔梗75g · 白酒10L

〔制　　法〕上药17味，各细剉，用酒在瓷瓶内浸密封，以重汤煮二时辰，取出候冷开封。

〔功能主治〕温补肾精，活血止痛。用于肾虚冷或感寒湿、腰脚冷痹或为疼痛。

〔用法用量〕口服：每次服20~30ml，每日3次。

〔处方来源〕宋·《圣济总录》

杜仲酒Ⅰ

〔处　　方〕制杜仲250g · 白酒5L

〔制　　法〕将杜仲加入容器中，加入白酒，密封，浸泡7日，过滤去渣，备用。

〔功能主治〕补肾虚。用于治腰背痛。

〔用法用量〕口服：每次服10~20ml，每日3次。

〔处方来源〕宋·《三因极一病证方论》，明·《普济方》

杜威酒

〔处　　方〕制杜仲20g · 巴戟天10g · 怀牛膝10g · 狗脊10g · 桑寄生10g · 熟地黄20g · 秦艽10g · 威灵仙15g · 米酒（乙醇含

量30%）1L

〈制　　法〉上药加米酒，置缸中冷浸50日，滤除药渣，加冰糖（可依患者需要而定），溶解而成。

〈功能主治〉补肝肾，益气血，除风湿。用于治疗肝肾亏损之腰膝酸痛、筋骨痿软、风湿痹痛、筋脉拘挛。

〈用法用量〉口服：每日饮50～100ml，或酌依酒量定，睡前服。

〈处方来源〉《广西中医药》1998，（1）：42

杜菊杞冬酒

〈处　　方〉制杜仲30g · 菊花30g · 天冬30g · 枸杞子60g · 桑寄生60g · 白酒2L

〈制　　法〉将前5味捣碎或切成薄片，入布袋，置容器中，加入白酒，密封，隔日摇动数下，浸泡14天后，过滤去渣，即成。

〈功能主治〉补肝肾，强筋骨，清热明目。用于腰膝酸软、头晕目眩、筋骨不舒、视物模糊

〈用法用量〉口服：每次服10～20ml，日服2～3次。

〈处方来源〉《药酒汇编》

伸筋草酒

〈处　　方〉伸筋草15g · 制川乌15g · 牛膝15g · 鸡血藤15g · 制草乌10g · 白酒500ml

〈制　　法〉将前5味切碎，置容器中，加入白酒，密封，浸泡3～7天后，过滤去渣，即成。

〈功能主治〉祛风散寒，除湿消肿，舒筋活血。用于风湿腰腿痛、腰膝软弱、四肢麻木。

〈用法用量〉口服：每次服10～15ml，日服1～2次。

〈处方来源〉《陕甘宁青中草药选》

补益酒Ⅱ

〈处　　方〉肉苁蓉80g·肉豆蔻15g·山萸肉45g·丹砂（细研为末、另包）10g·白酒1L

〈制　　法〉将前3味捣碎或切成薄片，与丹砂同入容器中，加入白酒，密封浸泡7天后，过滤去渣，即成。

〈功能主治〉补肝肾，和脾胃，安神志，止眩晕。用于肝肾虚损、腰膝软弱、眩晕、神志恍惚等。

〈用法用量〉口服：每次空腹温服10～20ml，每日早、晚各服1次。

处方来源　《百病中医药酒疗法》

补益黄芪酒

〈处　　方〉黄芪10g·萆薢15g·防风15g·牛膝20g·桂心10g·石斛20g·杜仲15g·肉苁蓉20g·制附子10g·山茱萸10g·石楠10g·白茯苓10g·白酒20L

〈制　　法〉上药，剉细绢袋盛，加入白酒，放在瓷瓶中浸，密封瓶头，候3日后即可服用。

〈功能主治〉补益肝肾，益气养精。用于虚劳膝冷。

〈用法用量〉口服：每次饭前温服10～20ml。

处方来源　宋·《太平圣惠方》

补肾蕲蛇酒

〈处　　方〉活蕲蛇50g·熟地10g·酒白芍12g·当归15g·肉苁蓉15g·巴戟天12g·制杜仲12g·三七12g·鸡血藤胶12g·炒白术12g·枸杞子50g·党参10g·炙黄芪10g·白酒2.5L

〈制　　法〉先将活蛇浸酒中醉死，加药、蜂蜜或冰糖密封浸2月后服用。

〈功能主治〉补肾活血，化瘀通络止痛。用于治腰腿痛。

〈用法用量〉口服：每次服50～100ml，每日服1～2次，连服1～2月。

处方来源　《实用中医药杂志》1999，（8）：24

附子酒 I

〈处　方〉制附子40g・独活40g・石斛20g・紫苏20g・当归20g・白术20g・威灵仙20g・淫羊藿10g・防风10g・赤茯苓10g・黄芩10g・防己10g・肉桂10g・丹参10g・椒目10g・川芎10g・薏苡仁10g・细辛15g・黑豆（炒香）300g・秦艽20g・白酒6L

〈制　法〉将前20味捣碎或切成薄片，入布袋，置容器中，加入白酒，密封，浸泡7～14天后，过滤去渣，备用。

〈功能主治〉温补肾阳，祛风利湿，温经散寒，活血通络。用于腰腿膝疼痛难忍、缓弱无力、四肢不遂、脐中冷痛等。

〈用法用量〉口服：每于饭前随量温饮之，勿醉。

〈处方来源〉《药酒汇编》

鸡肝苁蓉酒

〈处　方〉雄鸡肝30g・肉苁蓉30g・巴戟天20g・白酒1L

〈制　法〉将前3味切碎，置容器中，加入白酒，密封，经常摇动，浸泡数天后，过滤去渣，即成。

〈功能主治〉温阳，补肾，壮腰。用于腰膝酸痛、精神不振、少气懒言、头昏目花等。

〈用法用量〉口服：每次服10～20ml，日服2次。

〈处方来源〉《药酒汇编》

〈附　记〉肾阳虚所致者，用之多效。

青囊药酒 II

〈处　方〉苍术（米泔浸炒）10g・乌药10g・牛膝10g・杜仲（姜汁炒）10g・陈皮8g・厚朴（姜汁炒）8g・当归8g・枳壳（去瓤，麸炒）8g・独活8g・槟榔8g・木瓜8g・川芎8g・白芍8g・桔梗8g・白芷8g・茯苓8g・半夏（姜汁炒）8g・麻黄8g・肉桂8g・防己8g・甘草8g・白酒2L

〈制　法〉上药剉细或切片，以麻布袋盛之，将药悬坛内，加入白酒，密封坛口，锅内煮一时久，然后取出，3日后去药渣。

〔功能主治〕补肾健脾，祛风湿，止痛。用于男女风湿相搏、腰膝疼痛，或因坐卧湿地、雨露新袭、遍身骨节疼痛。

〔用法用量〕随量饮之，药渣晒干为末，酒糊为丸。如梧桐子大，每次服70~80丸，空腹送酒下。

〔处方来源〕明·《万病回春》

枫蛇酒

〔处　　方〕干枫荷梨根150g·蕲蛇100g·乌梢蛇100g·金钱白花蛇3条·白酒5L

〔制　　法〕上药置容器中，加白酒适量，略高于药面10cm左右，密封，浸1月左右后饮用（服完后可再用白酒浸1次）。

〔功能主治〕祛风湿，通络止痛。用于由于风寒湿邪或损伤瘀滞、经络痹阻而成腰腿疼痛。

〔用法用量〕口服：每次30~35ml（可根据酒量大小适量增减），每日3次。

〔处方来源〕《浙江中医杂志》1980，（2）：60

〔附　　记〕枫荷梨性味甘温，有祛风湿作用，蛇类药物能搜风通络止痛，相互配合，对治疗风湿痹痛诸证，有相得益彰之功。

狗骨浸酒方

〔处　　方〕狗胫骨（酥涂炙微黄）25g·熟干地黄10g·石斛（去根）8g·独活8g·防风（去芦头）8g·牛膝（去苗）8g·丹参8g·桂心8g·当归8g·萆薢8g·川芎8g·酸枣仁（微炒）8g·山茱萸8g·淫羊藿8g·五加皮8g·制附子8g·骨碎补（去毛）8g·川椒8g·白蒺藜8g·乌蛇（酒煮，浸去皮骨，酥涂，炙微黄色）25g·白酒2L

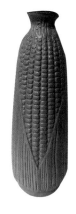

〔制　　法〕上药细剉或切片，以生绢袋盛，入好酒，浸于瓷瓮中，密封7日。

〈功能主治〉祛风，补肾，强壮骨髓。用于治风气攻注、腰脚骨髓疼痛。

〈用法用量〉口服：每次空腹温服10～20ml，日服2次，以瘥为度。

!　注意事项：忌生冷油腻，猪、鸡、黏滑物。

处方来源　宋·《太平圣惠方》，明·《普济方》

参茸木瓜酒

〈处　　方〉麻黄10g·当归10g·槲寄生10g·川续断10g·老鹳草10g·人参8g·木瓜8g·狗脊（烫）8g·五加皮8g·独活8g·苍术（炒）8g·制川乌8g·羌活8g·威灵仙8g·红花8g·干地龙8g·桂枝8g·川牛膝8g·桃仁（炒）8g·甘草6g·乌梢蛇8g·青风藤8g·秦艽6g·赤芍8g·海风藤8g·白芷8g·川芎8g·细辛5g·鹿茸10g·白糖200g·白酒2L

〈制　　法〉将前29味各研粗末或切成薄片，和匀，置容器中，加入白酒，密封，浸泡30～40天，每天搅拌1次。过滤去渣，浸出液与榨出液合并，滤过，加入白糖，搅拌溶解后，密封，静置15天以上，滤过即成。

〈功能主治〉祛风散寒，舒筋活络。用于腰腿疼痛、肢体麻木、风湿性关节炎等。

〈用法用量〉口服：每次服10～15ml，日服2～3次。

!　注意事项：孕妇忌服。

处方来源　《古今药酒大全》

骨痛酒

〈处　　方〉老鹳草25g·丁公藤25g·桑枝25g·豨莶草25g·白酒1L

〈制　　法〉将前4味切碎，置容器中，加入白酒，密封，浸泡14天后，过滤去渣，即成。

〈功能主治〉祛风除湿，通络止痛。用于风湿骨病、腰膝酸痛、四肢麻木、关节炎等。

〔用法用量〕口服：每次服10~15ml，日服3次。

处方来源　《药酒汇编》

钟乳归芪酒

〔处　　方〕钟乳60g・当归30g・黄芪30g・石斛30g・山茱萸20g・薏苡仁20g・天冬20g・丹参20g・牛膝20g・杜仲20g・防风20g・川芎15g・制附子15g・肉桂15g・秦艽10g・干姜10g・白酒5L

〔制　　法〕将前16味，其中钟乳用甘草汤浸3天，取出后浸入生乳中2小时，再蒸约2小时，待乳完全倾出后，取出用温水淘洗干净，研碎备用。余药加工使碎，与钟乳同入布袋，置容器中，加入白酒，密封，每日振摇数下，浸泡14天后，过滤去渣，贮瓶备用。

〔功能主治〕补肾阳，益气血，祛风湿，通经络。用于腰膝（腿）冷痛、四肢不温、行走无力等症。

〔用法用量〕口服：每次服10~25ml，日服2次。

处方来源　《药酒汇编》

追风狗骨酒

〔处　　方〕白花蛇50g・牛膝50g・红花40g・木瓜40g・狗脊（烫）30g・海风藤30g・地枫皮30g・苏木30g・松节30g・当归30g・千年健30g・桂枝20g・黄芩20g・续断20g・没药（醋制）20g・防风20g・狗骨胶10g・白糖800g・50°白酒5L

〔制　　法〕将上药加工使碎或切成薄片，与白酒同置于容器中，密封，每日振摇数次，浸泡10天后，过滤去渣，加入白糖，搅匀，贮瓶备用。

〔功能主治〕舒筋活血，追风散寒。用于风寒湿痹、腰膝酸痛、肢体麻木、拘挛。

〔用法用量〕口服：每次10~15ml，每日2~3次，温服。

⚠ 注意事项：孕妇忌服。

处方来源 《新编中成药》

独活石斛酒

〈处　　方〉独活40g · 生地40g · 薏苡仁40g · 石斛30g · 牛膝30g · 丹参30g · 萆薢30g · 制附子30g · 赤茯苓30g · 山茱萸30g · 秦艽30g · 炮姜20g · 防风20g · 肉桂20g · 川芎20g · 当归20g · 人参20g · 甘菊花20g · 白酒5L

〈制　　法〉将前18味捣碎或切成薄片，置容器中，加入白酒，密封，浸泡7天后，过滤去渣，贮存备用。

〈功能主治〉补肝益肾，祛风利湿，舒筋活络。用于肝肾不足、复感风湿引起的腰腿痛、腰膝酸困、行走艰难、头晕目眩等症。

〈用法用量〉口服：每次饭前随量温服之，常令有酒气。

处方来源 宋·《太平圣惠方》

独活当归酒 I

〈处　　方〉独活30g · 制杜仲30g · 当归30g · 川芎30g · 熟地黄30g · 丹参30g · 白酒2L

〈制　　法〉将前6味细剉成片，置容器中，加入白酒，密封，近火煨，1日后候冷，即可饮用。

〈功能主治〉祛风活血，壮腰通络。用于风湿性腰腿痛。

〈用法用量〉口服：不拘时，随量温饮，常令有酒气。

处方来源 宋·《圣济总录》

独活杜仲酒

〈处　　方〉独活9g · 川芎9g · 熟地9g · 炒杜仲18g · 当归18g · 丹参20g · 白酒1L

〈制　　法〉将前6味切碎或切成薄片，入布袋，置容器中，加入米酒，密封浸泡7天后，去渣即成。

〔功能主治〕祛风除湿，滋阴活血，温经止痛。用于腰脚冷痹、疼痛
等症。

〔用法用量〕口服：不拘时，每次温服20ml。

> ⓘ 注意事项：忌芜荑。

处方来源 《药酒汇编》

独活参附酒

〔处　　方〕独活35g • 制附子35g • 党参20g • 白酒500ml

〔制　　法〕上3味药碎细，盛净瓶中，用酒浸之，密封，春夏5日，秋
冬7日。

〔功能主治〕祛风除湿。用于腰腿肿痛、四肢厥逆、小腹冷痛、身体
虚弱。

〔用法用量〕量性饮服，常使酒气相续。

处方来源 《药酒验方选》

独活酒Ⅰ

〔处　　方〕独活18g • 石斛18g • 生姜18g • 白
茯苓18g（或赤茯苓）• 白术
18g • 牛膝12g • 丹参12g • 侧子
（炮裂去皮脐）12g • 萆薢12g • 薏
苡仁10g • 防风9g • 桂心9g • 当归
9g • 山茱萸9g • 人参9g • 天雄（炮
裂去皮脐）9g • 秦艽9g • 甘菊花9g • 川芎9g • 生地黄
24g • 白酒2.5L

〔制　　法〕将前20味细剉，入布袋，置瓷瓮中，加入白酒，密封浸泡
5~7天后，过滤去渣即成。

〔功能主治〕补肾健脾，祛风除湿，舒筋壮腰，活血和络。用于腰脚孱
弱，兼头眩气满。

〔用法用量〕口服：每次服15~20ml，日服2~3次。

〔附　　记〕如冷甚加蜀椒30g；脚弱病甚者作散，每服9g，以酒调下。

独活寄生酒

〔处　　方〕独活12g·桑寄生8g·防风8g·川芎8g·川牛膝12g·秦艽12g·白芍12g·党参12g·当归20g·杜仲20g·生地20g·茯苓16g·甘草6g·肉桂6g·细辛6g·白酒2L

〔制　　法〕将前15味捣碎或切成薄片，置容器中，加入白酒，密封，浸泡14天后，过滤去渣，即成。

〔功能主治〕益肝肾，补气血，祛风湿，止痹痛。用于腰膝酸痛、肢体麻木等。

〔用法用量〕口服：不拘时，随量饮之。

〔处方来源〕《药酒汇编》

狗脊丹参酒

〔处　　方〕狗脊18g·丹参18g·黄芪18g·萆薢18g·牛膝18g·川芎18g·独活18g·制附子18g·白酒1.5L

〔制　　法〕将前8味捣碎，入布袋，置容器中，加入白酒，密封隔水以文火煮沸，离火待冷，再浸泡7天后，过滤去渣即成。

〔功能主治〕活血通络，补肝益肾，祛风利湿，强筋壮骨。用于腰脊强痛、腿软无力、小便失禁、白带增多、关节不利、肢体麻木等症。

〔用法用量〕口服：不拘时，每次温服15ml。

〔处方来源〕《药酒汇编》

狗脊煮酒

〔处　　方〕狗脊（去毛）50g·丹参50g·黄芪50g·萆薢50g·牛膝（去苗）50g·川芎50g·独活（去芦头）50g·附子（炮裂，去皮脐）10g·酒3L

〔制　　法〕上药如麻豆大，用酒浸，放入瓶中密封，加汤煮3小时取出。

〔功能主治〕祛风除湿，活血通络。用于治腰痛强直、不能舒展。

〔用法用量〕口服：每次温服10～15ml，不拘时。

处方来源　宋·《太平圣惠方》，《圣济总录》

活血药酒

〔处　　方〕当归60g・老鹳草50g・续断50g・川芎30g・地龙30g・赤芍30g・牛膝30g・苍术（炒）25g・红花25g・陈皮25g・桂枝25g・狗脊（烫）25g・独活20g・羌活20g・乌梢蛇20g・海风藤20g・松节20g・川乌（制）15g・甘草15g・骨碎补（烫）15g・附子（制）15g・荆芥15g・桃仁（炒）15g・麻黄15g・木香10g・马钱子（制）10g・杜仲（炒）10g・白糖250g・50°白酒7L

〔制　　法〕将前药细锉，置容器中，加入白酒，密封，浸泡10日，过滤去渣，加入白糖，搅匀，贮瓶备用。

〔功能主治〕活血止痛，祛风散寒。用于腰腿疼痛、肢体麻木、风寒湿痹。

〔用法用量〕口服：每次温服10~15ml，每日2~3次。

❗ 注意事项：孕妇忌服。

处方来源　《新编中成药》

首乌地冬酒

〔处　　方〕制何首乌60g・熟地黄60g・生地黄60g・全当归60g・天冬60g・麦门冬60g・川牛膝40g・杜仲40g・白酒4L

〔制　　法〕将前8味加工捣碎或切成薄片，入布袋，置容器中，加入白酒，密封，经常摇动，浸泡7天后，过滤去渣，即成。

〔功能主治〕补肝肾，益精血，强筋骨，利关节。用于腰酸、膝关节肿痛、肌肉萎缩等。

〔用法用量〕口服：每次空腹温服10～15ml，日服2次。

〔处方来源〕《临床验方集》

首乌苡仁酒Ⅱ

〔处　　方〕生薏苡仁120g・制首乌180g・白酒3L

〔制备方法〕上药共浸泡于白酒中，蜡封瓶口，置阴凉处15日，去渣备用。

〔功能主治〕补肾，益精血，除痹。用于肾虚风寒腰痛。

〔用法用量〕口服：每次服20ml，早晚各1次。

〔资料来源〕《浙江中医杂志》1982，（5）：238

祛风药酒

〔处　　方〕生地30g・当归30g・枸杞子30g・丹参30g・熟地45g・茯神15g・地骨皮15g・丹皮15g・白芍15g・女贞子15g・薏苡仁20g・杜仲20g・秦艽20g・川续断20g・牛膝12g・桂枝8g・桂圆肉20g・黄酒4L

〔制　　法〕将前17味切碎，入布袋，置容器中，加入黄酒，密封，隔水加热，浸泡7天后，过滤去渣，即成。

〔功能主治〕补肝肾壮筋骨，祛风除湿，凉血清热。用于腰膝酸软、筋骨、关节酸痛，或刺痛、兼见头晕、心悸、睡眠不安、面色不华等症。

〔用法用量〕口服：每次服10～20ml，亦可视酒量酌增，每日早、晚各服1次。

〔处方来源〕清・《惠直堂经验方》

秦艽牛膝酒

〔处　　方〕牛膝10g・秦艽10g・川芎10g・防风10g・桂心10g・独活10g・丹参10g・白茯苓10g・石斛8g・杜仲8g・附子8g・麦门冬8g・地骨皮8g・干姜8g・五加皮25g・薏苡仁10g・大麻仁（炒）8g・白酒1.5L

〔制　　法〕上药切成薄片，用生绢袋盛，酒浸，春夏浸3日，秋冬浸5日。

〔功能主治〕补肝肾壮筋骨，祛风除湿，健脾除痹。用于治肾气虚冷、复感寒湿为痹，治胞痹（腰腿酸冷、关节疼痛重着、小便艰涩、腹部疼痛）及忧恚内伤。

〔用法用量〕口服：每次空腹温服10～20ml，每日2次。

处方来源　宋·《圣济总录》，明·《普济方》

萆薢附子酒

〔处　　方〕川萆薢20g · 制附子20g · 牛膝20g · 桑寄生16g · 狗脊12g · 杜仲（炒）12g · 羌活12g · 肉桂12g · 白酒1.2L

〔制　　法〕将前8味切碎，置容器中，加入白酒，密封，浸泡7～10天后，过滤去渣，即成。

〔功能主治〕温阳壮肾，祛风除湿。用于腰膝疼痛、筋脉拘急等。

〔用法用量〕口服：每次饭前温服10～15ml，日服3次。

处方来源　《药酒汇编》

萆薢酒

〔处　　方〕萆薢150g · 杜仲（去粗皮，炙）150g · 枸杞子根皮（洗）250g · 白酒5L

〔制　　法〕上药切制成片，用白酒浸于净瓶内，密封，重汤煮两时许，取出候冷。

〔功能主治〕补益肝肾，祛风除湿。用于风湿腰痛、久湿痹不散。

〔用法用量〕温服，不拘时间，常至微醉。

处方来源　宋·《圣济总录》

桂术苓甘酒

〔处　　方〕桂心15g · 白术20g · 茯苓20g · 甘草20g · 白酒1L

〔制　　法〕上药捣筛为细末，每次服3g，放入酒30ml，煮五六沸，去渣。

〔功能主治〕温肾健脾，祛风除湿。用于肾着（肾虚、腰部受寒湿引起的一种病症，主要表现为身重、腰冷似肿、如坐水中、不渴、小便正常、饮食如常）。

〔用法用量〕口服：一次服完，每日3次。

> ⚠ 注意事项：忌生葱，桃李、雀肉、海藻、松菜、酢物。

〔处方来源〕唐·《外台秘要》

桃豉酒

〔处　　方〕大蒜（拍碎）100g · 桃仁（炒）250g · 豆豉（炒香）250g · 白酒6L

〔制　　法〕将前3味入布袋，置容器中，加入白酒，密封，浸泡5～7天后，过滤去渣，即成。

〔功能主治〕祛风解毒，活血散瘀，温经散寒，除烦。用于外感风湿初感腰腿脚无力。

〔用法用量〕口服：每次服10～20ml，日服3～4次。或随量饮之，常饮有酒气。

〔处方来源〕《百病中医药酒疗法》

健步酒

〔处　　方〕生羊肠1具 · 桂圆肉120g · 沙苑子120g · 生薏苡仁120g · 淫羊藿120g · 仙茅120g · 白酒10L

〔制　　法〕先将羊肠洗净干燥，切成小段，余5味加工使碎，入布袋，置容器中，加入白酒，密封，浸泡21天后，过滤去渣，即成。

〔功能主治〕补肾壮阳，理虚健脾，散寒除湿。用于脾肾虚损、偏于肾阳不振的腰膝无力、肚腹不温、性欲减退及风湿痹痛、关节拘挛、不思饮食、健忘失眠等症。

〔用法用量〕口服：每次服10～15ml，日服2次。

〔处方来源〕《药酒汇编》

健枫肉桂酒

〈处　　方〉千年健10g · 钻地枫10g · 肉桂9g · 白酒500ml

〈制　　法〉将上3味药混合浸入54°以上的白酒中，常温下放置1月。

〈功能主治〉祛风湿，壮筋骨，止痛消肿。用于治疗腰腿痛。

〈用法用量〉口服：每晚温服20～30ml，连服15日。

〈处方来源〉《中国中医药科技》1997，（2）：90

海桐羌活酒

〈处　　方〉海桐皮100g · 牛膝50g · 川芎50g · 羌活50g · 地骨皮
　　　　　 50g · 甘草25g · 薏苡仁100g · 生地黄250g · 白酒7L

〈制　　法〉上药切成薄片，用酒密闭浸泡7日，即可。

〈功能主治〉祛风除湿，补肾，祛风通络。用于治腰膝痛。

〈用法用量〉口服：不拘时，每次温服10～15ml，常令有酒气。

〈处方来源〉明·《普济方》

〈附　　记〉方中海桐皮、羌活祛风胜湿，薏苡仁淡渗利湿滋阴，川芎
　　　　　 活血通络，生地黄、地骨皮滋阴凉血，甘草和中。

海桐皮酒Ⅱ

〈处　　方〉海桐皮30g · 五加皮30g · 独活
　　　　　 30g · 防风30g · 全蝎（生用）
　　　　　 30g · 制杜仲30g · 酸枣仁（微
　　　　　 炒）30g · 桂心30g · 制附
　　　　　 子30g · 薏苡仁30g · 生地黄
　　　　　 90g · 白酒5L

〈制　　法〉将前11味细切，入布袋，置容器
　　　　　 中，加入白酒，密封浸泡7～14天后，
　　　　　 过滤去渣，即成。

〈功能主治〉祛风除湿，补肾壮腰，搜风通络。用于风毒流入腰脚膝疼
　　　　　 痛、行立不得。

〈用法用量〉口服：不拘时，每次温服10～15ml，常令有酒气。

〈处方来源〉宋·《太平圣惠方》

菊花杜仲酒

〔处　方〕甘菊花20g・杜仲（去粗皮，炙微黄）20g・钟乳粉20g・当归10g・石斛（去根）10g・黄芪10g・肉苁蓉（刮去皱皮）10g・桂心10g・防风（去芦头）10g・附子（炮裂，去皮脐）10g・萆薢10g・独活10g・白茯苓10g・山茱根10g・白酒1.7L

〔制　法〕上细剉，用生绢袋盛，好酒于瓷瓶中浸，密封，春夏7日，秋冬14后开取。

〔功能主治〕补肝肾，强筋骨，祛风湿，养精血。用于治风虚久冷、腰脚疼痛、食少羸瘦、面色萎疲、站立乏力。

〔用法用量〕口服：每次服15～30ml，日服3～4次。

〔处方来源〕唐・《千金要方》，宋・《太平圣惠方》

〔附　记〕《千金要方》原名"菊花酒"，无山茱根，增干姜、紫石英，余同。《千金翼方》原名"菊花酒"，无山茱根，增紫石英，余同。

鹿角杜仲酒

〔处　方〕鹿角霜30g・制杜仲30g・补骨脂20g・薏苡仁20g・秦艽20g・白酒1.5L

〔制　法〕将前5味研为粗末，入布袋，置容器中，加入白酒，密封，每日振摇数下，浸泡15天后，过滤去渣，即成。

〔功能主治〕温阳补肾，祛风除湿。用于腰膝酸痛、行走无力等症。

〔用法用量〕口服：每次服15～30ml，日服2次。

〔处方来源〕《药酒汇编》

鹿角霜酒

〔处　方〕鹿角霜30g・制杜仲30g・黄芪20g・当归20g・红花10g・玉竹20g・冰糖90g・白酒2L

〔制　法〕将前6味碎为细末，入布袋，置容器中，加入白酒，密封，每日振摇数下，浸泡21天后，过滤去渣，加入冰糖，溶化滤过，即成。

〔功能主治〕补肝肾，益气血，壮筋骨，利关节。用于腰膝酸困、体倦
　　　　　　无力等。

〔用法用量〕口服：每次服15～20ml，日服2次。

〔处方来源〕《药酒汇编》

鹿参酒

〔处　　方〕鹿茸10g・人参15g・制杜仲30g・石斛20g・牛膝
　　　　　　20g・白酒1L

〔制　　法〕将前5味捣碎或切成薄片，置容器中，加入白酒，密封，
　　　　　　每日振摇数下，浸泡15天后，过滤去渣，即成。

〔功能主治〕补肾填精，益气壮腰。用于腰腿酸困、体倦乏力、精神萎
　　　　　　靡等症。

〔用法用量〕口服：每次服10～15ml，日服2次。

〔处方来源〕《药酒汇编》

寄生地归酒

〔处　　方〕桑寄生60g・怀牛膝60g・熟地黄60g・全当归30g・制杜
　　　　　　仲30g・秦艽60g・白酒3L

〔制　　法〕将前6味捣碎或切成薄片，入布袋，置容器中，加入白酒，
　　　　　　密封浸泡14天后，过滤去渣，即成。

〔功能主治〕补肝肾，强筋骨，祛风湿，活血通络。用于腰膝酸痛、筋
　　　　　　骨无力、风湿痹痛等。

〔用法用量〕口服：每次服15～30ml，日服2次。

〔处方来源〕《药酒汇编》

葱子酒

〔处　　方〕淫羊藿15g・桂心20g・葱心20g・杜仲（炙）20g・石斛
　　　　　　20g・制附子20g・乌梢蛇（炙）30g・川芎15g・川椒
　　　　　　15g・白术20g・五加皮20g・炒枣仁20g・白酒2.5L

〔制　　法〕将前12味捣碎或切成薄片，置容器中，加入白酒，密封，

浸泡7日后，过滤去渣即成。

〈功能主治〉健脾补肾，温经止痛。用于肾虚腰脊疼痛、延及腿足、腰脊拘急、俯仰不利。

〈用法用量〉口服：每次饭前温服10～15ml，日服3次。

〈处方来源〉《药酒汇编》

黑豆地黄酒

〈处　方〉黑豆（炒令熟）20g · 熟干地黄15g · 制杜仲10g · 枸杞子20g · 羌活10g · 牛膝（去苗）12g · 淫羊藿12g · 当归12g · 石斛（去根）10g · 侧子（炮裂去皮脐）10g · 茵陈10g · 白茯苓10g · 防风（去芦头）15g · 川椒（去目及闭口者，微炒出汗）10g · 桂心8g · 川芎20g · 白术12g · 五加皮10g · 酸枣仁（微炒）10g · 白酒2L

〈制　法〉上药细剉或切片，用生绢袋盛，置容器中，加入白酒浸，密封，7日后即成。

〈功能主治〉祛风除湿，补肾壮腰。用于治风湿腰腿痛、元气虚衰。

〈用法用量〉口服：每次服20～30ml，日服3次。

〈处方来源〉宋·《太平圣惠方》，明·《普济方》

黑豆寄生续断酒

〈处　方〉黑豆200g · 桑寄生200g · 川续断100g · 黄酒5L

〈制　法〉将黑豆炒香，与寄生、续断（均切碎）一并置容器中，加入黄酒，密封，浸泡7天后，过滤去渣，即成。

〈功能主治〉补肝肾，强筋骨，温固经脉。用于肝肾不足、复受风寒所致的腰腿痛及产后腰腿痛。

〈用法用量〉口服：每次服10～15ml，日服3次。

〈处方来源〉《补品补药与补益良方》

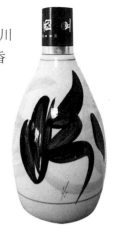

舒筋活血酒

〈处　方〉透骨草30g · 追地风12g · 红花12g · 川椒12g · 急性子12g · 独活12g · 乳香12g · 骨碎补12g · 制川乌6g · 白酒1L

〈制　法〉将上药按处方配100料，研成粗末，置容器内，加入白酒约100L，搅拌后放置浸泡1周，过滤去渣，残渣再加白酒50L，混匀，浸泡1周，过滤。两次滤液合并并添加白酒至100L，混匀，分装即得。或将以上各药切片，加入白酒密封浸泡7日即可。

〈功能主治〉驱风散寒，活血止痛。用于风寒湿所致的腰腿疼痛。

〈用法用量〉口服：每次服5~10ml，日服2~3次。

外用：每取药酒少许涂擦患处，然后用热毛巾热敷3~4次。日擦2次。

〈处方来源〉《中药制剂汇编》

〈附　记〉凡由风寒湿三气杂至所致的关节疼痛、筋骨、肌肉疼痛等痛证，用此药配按上法用之，效果亦佳。

痛灵酒

〈处　方〉制川乌30g · 制草乌30g · 田三七15g · 马钱子15g · 蜂蜜250g · 白酒1L

〈制　法〉将制川、草乌洗净，切片，晒干，以蜂蜜煎煮，马钱子去毛，用植物油炸。田三七捣细，与前3味混合，加清水煎2次，第1次加水1L，浓缩到300ml；第2次加水1L，浓缩到200ml。二汁混合共取药液500ml，再加入白酒，拌匀即成。

〈功能主治〉散风活血，舒筋活络。用于慢性腰腿痛。

〈用法用量〉口服：每次服10ml，日服3次。

〈处方来源〉《中药制剂汇编》

〈附　记〉近期疗效实属满意，其长期疗效尚待进一步观察。无明显副作用。

强肾活血酒

〈处　　方〉杜仲40g • 独活20g • 干地黄20g • 当归20g • 丹参20g • 川芎20g • 清酒1.5L

〈制　　法〉上药切成薄片，以绢袋盛，加入清酒，浸泡7天，即可。

〈功能主治〉强肾活血。用于腰膝髀连腿脚疼酸。

〈用法用量〉口服：初服15ml，渐加，有感觉为度。日服3次，可长期服用。

> ⚠ 注意事项：忌芜荑。

（处方来源）唐·《外台秘要》

腰痛酒 I

〈处　　方〉制杜仲15g • 破故纸9g • 苍术9g • 鹿角霜9g • 白酒500ml

〈制　　法〉将上药研成粗粉，加入白酒，浸泡7日，过滤去渣即成。

〈功能主治〉温肾散寒，除风利湿。用于风湿腰痛、远年腰痛。

〈用法用量〉口服：每次服10～20ml，日服2次，连服7日。

（处方来源）《中药制剂汇编》

腰痛酒 II

〈处　　方〉制附子20g • 制川乌20g • 制草乌20g • 桂枝30g • 牛膝30g • 钩藤30g • 枸杞子30g • 吴茱萸10g • 破故纸20g • 杜仲30g • 木瓜30g • 石楠藤30g • 细辛10g • 元胡30g • 三七30g • 白酒4L

〈制　　法〉元胡，三七研粉与诸药共同装入砂锅内，取52°白酒、食盐和黄酒适量加入砂锅内（以没住药为度），用米糠袋盖口，浸泡20～30分钟，然后置火上煮沸1小时左右，端下密闭埋入33cm深的土中以去火毒，12小时后取出过滤即可服用。

〈功能主治〉祛风除湿，温经通络，活血止痛，补益肝肾。用于治疗腰腿痛。

〈用法用量〉口服：每次服30ml，每日服3次，15日为1疗程。

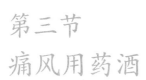

> **!** 注意事项：孕妇及儿童忌服。

处方来源 《中医正骨》1999，（6）：14

薏苡仁酒Ⅰ

〈处　　方〉薏苡仁90g • 牛膝90g • 防风60g • 独活60g • 生地黄60g • 桂心60g • 黑豆（炒热）150g • 当归30g • 川芎30g • 丹参30g • 酸枣仁（微炒）10g • 制附子60g • 白酒6L

〈制　　法〉将前12味细剉或切片，入布袋，置容器中，加入白酒，密封，浸泡35天后，过滤去渣，即成。

〈功能主治〉温肾祛湿，活血通络。用于肾脏风毒流注、腰膝拘急疼痛。

〈用法用量〉口服：每次食前温服10～15ml，日服3次。

处方来源 宋·《太平圣惠方》

第三节
痛风用药酒

九藤酒

〈处　　方〉青风藤24g • 钩藤24g • 红藤（即理省藤）24g • 丁公藤（即风藤）24g • 桑络藤24g • 菟丝藤（即无根藤）24g • 天仙藤（即青木香）24g • 阴地蕨（名地菜、取根）24g • 五味子藤（俗名红内消）12g • 忍冬藤12g • 白酒2.5L

〈制　　法〉将前10味切碎，入布袋，置容器中，加入白酒，密封，不可泄气，浸泡5～7天后即可取用。酒至半添酒，味薄即止。

〈功能主治〉疏风通络。用于远年痛风及中风左瘫右痪、筋脉拘急、日夜作痛、叫呼不已等症，其功甚速。

〈用法用量〉口服：每次服10~20ml，日服3次。病在上食后及卧后服，病在下空心食前服之。

〈处方来源〉 明·《医学正传》

附子酒Ⅱ

〈处　　方〉制附子60g · 皂角刺10g · 白酒1L
〈制　　法〉将前2味切碎，分作2处，用白酒2瓶，各入上药1份，慢火煨，候干至半瓶，合并1处，密封，浸泡2宿，过滤去渣，即成。
〈功能主治〉温肾散寒，祛风通络。用于痛风及妇人血风瘙痒。
〈用法用量〉口服：每次温服3~5ml，不拘时，未效再服。

〈处方来源〉 明·《普济方》

松节苓仙酒

〈处　　方〉松节50g · 土茯苓45g · 威灵仙30g · 川萆薢15g · 桃仁10g · 泽兰10g · 全当归10g · 车前子10g · 泽泻10g · 生苡仁30g · 白酒2L
〈制　　法〉将前10味捣碎，置容器中，加入白酒，密封，浸泡7~14日后，过滤去渣，即成。
〈功能主治〉降浊泄毒，活血化瘀。用于急、慢性痛风性关节炎。
〈用法用量〉口服：每次服30~50ml，日服3次。常令有酒气相续为妙。勿醉。

❗ 注意事项：凡孕妇及虚寒症者忌服。

〈处方来源〉 临床经验方

桑葚桑枝酒

〈处　　方〉鲜桑葚500g · 红糖500g · 鲜桑枝1000g · 白酒8L
〈制　　法〉先将前1味药物用冷开水冲洗，滤干，桑枝切断约17cm，然后将3味药放入酒坛内，加入白酒浸泡，加盖密封，用力摇动5分钟后，静置阴凉处30日，每隔几日，摇动1次，直至红糖全部融化即成，备用。

〔功能主治〕补肝肾，利关节，通血脉，祛风湿。用于神经性痛风、关节麻木胀痛、皮肤有虫蚁行走感觉等症。

〔用法用量〕口服：每次服5～10ml，日服2次，第2次宜在临睡前饮服，饮后漱口，2个月为1个疗程。

〔处方来源〕 《常用慢性病食物疗法》

痛风药酒方

〔处　　方〕三角风6g・八角风6g・九节风6g・鸡血藤6g・白通草6g・黑马草6g・花椒根（或用花椒3g）6g・白酒500ml

〔制　　法〕将前7味切碎，置容器中，加入白酒，密封，浸泡7天后即可饮用。酒尽后再加白酒250ml，浸泡，备用。

〔功能主治〕祛风活血，通络止痛。用于痛风性关节疼痛。

〔用法用量〕口服：每次服10～15ml（善饮酒者可取30ml），日服2～3次。

〔处方来源〕 《蒲输局医疗经验集》

〔附　　记〕蒲氏云："本方系张东友老中医得之本地一位中医的经验方，后口传于我。治疗关节痛，屡用有效。"

痛风酒

〔处　　方〕苍术30g・黄柏30g・丹参30g・延胡索30g・路路通30g・云茯苓30g・蚕沙24g・白芍24g・桑枝24g・木瓜20g・槟榔20g・川牛膝12g・五灵脂6g・升麻6g・甘草6g・松节50g・白酒4L

〔制　　法〕将前16味捣为粗粉或切成薄片，入布袋，置容器中，加入白酒，密封，浸泡7～10天后，过滤去渣，即成。

〔功能主治〕清利湿热，行气活血。用于痛风。

〈用法用量〉口服：每次服15～30ml，日服3次。

〈处方来源〉 《临床验方集》

〈附　　记〉临床应用，可随证加味：热甚者加忍冬藤、蒲公英、丹皮；肿甚者加泽泻、防己、薏苡仁；后期补肝肾，加熟地黄、枸杞子、淫羊藿、锁阳；体虚加党参、黄芪；豁痰散结，如南星、半夏、浙贝等可随证加入。

第四节
腰痛用药酒

川乌杜仲酒

〈处　　方〉杜仲40g・羌活40g・制附子40g・萆薢40g・五加皮40g・川续断40g・防风40g・制川乌30g・地骨皮30g・肉桂30g・川芎30g・秦艽30g・石斛30g・桔梗30g・炮姜20g・炙甘草20g・瓜蒌根20g・川椒15g・细辛25g・白酒5L

〈制　　法〉将前19味捣碎或切成薄片，置容器中，加入白酒，密封，浸泡5～7天后，过滤去渣，即成。

〈功能主治〉补肾壮阳，强腰止痛。用于肾虚腰痛、风寒腰痛、坠伤腰痛。

〈用法用量〉口服：每次空腹温服10～15ml，日服3次。

〈处方来源〉 《药酒汇编》

车前草酒II

〈处　　方〉车前草（连根）7棵・葱白（连须）7棵・大枣7枚・白酒500ml

〈制　　法〉将前3味洗净，切碎，晾干，置容器中，加入白酒，密封，隔水煮至250ml，过滤去渣，即成。

〈功能主治〉利水清热，通阳解毒。用于湿气腰痛。

〔用法用量〕口服：每次服25～50ml，日服3次。

处方来源　明·《本草纲目》

牛蒡酒

〔处　　方〕牛蒡子（微炒）75g·茵陈9g·白茯苓250g·牛膝25g·川椒50g·附子（炮裂、去皮脐）50g·干姜（炮）50g·大豆（炒香）200g·大麻子100g·白酒8L

〔制　　法〕将前9味捣碎或切成薄片，入布袋，置瓷瓶中，加入白酒，密封，浸泡7日后，过滤去渣，即成。

〔功能主治〕祛湿散寒，止痛除烦。用于风湿气、腰间疼痛、坐卧不安等。

〔用法用量〕口服：每次服10～15ml，每日3次。

处方来源　《药酒汇编》

地黄羌活酒

〔处　　方〕生地黄汁250ml·羌活60g·独活30g·五加皮45g·黑豆（炒香）250g·白酒1L

〔制　　法〕将二活、五加皮捣碎或切成薄片，与黑豆同置容器中，加入白酒，盖好；以文火煎沸，再兑入生地汁，煮沸后，待冷，过滤去渣，即成。

〔功能主治〕散风祛湿，养血凉血。用于腰痛强直、难以俯仰。

〔用法用量〕口服：不拘时，适量饮服，或每次服30～50ml，日服3次。

处方来源　《药酒汇编》

劳工酒方

〔处　　方〕猪牙皂6g·肉桂6g·天雄6g·生牡蛎6g·砂仁6g·吴茱萸6g·紫菀6g·款冬花6g·胡椒6g·苏木6g·川续断6g·山茱萸6g·制草乌6g·红花6g·细辛6g·炙龟板6g·桑寄生6g·党参12g·厚朴12g·干姜12g·广

木香12g • 龙骨12g • 公丁香12g • 炒远志12g • 藁本12g • 炒杜仲12g • 法半夏12g • 生地12g • 当归12g • 白术12g • 黄芪12g • 樟脑12g • 薄荷12g • 生姜30g • 红枣30g • 白芍30g • 桂枝30g • 石菖蒲9g • 枸杞子15g • 炙甘草18g • 制川乌3g • 川芎15g • 白酒5L

〔制　　法〕将以上各药加工使碎或切成薄片，置容器中，加入白酒，密封，隔日振摇1次，浸泡1个月后，过滤去渣，贮瓶备用。

〔功能主治〕补气血，祛风湿，温经散寒，通络止痛。用于凡因体力劳动过度、腰肌劳损、腰脊酸痛，或劳力后四肢酸痛，或劳力时冒雨受寒湿、头痛如裹、肢体骨节酸痛，亦治风寒咳嗽和风寒湿之邪所引起的慢性关节痛等症。

〔用法用量〕口服：成人每晚服15～30ml，分数十口缓缓饮下。

〔处方来源〕 《百病中医膏散疗法》

苡仁防风酒

〔处　　方〕薏苡仁45g • 杜仲45g • 防风30g • 牛膝30g • 桂心30g • 干生地30g • 独活30g • 黑豆（炒香）75g • 当归15g • 川芎15g • 丹参15g • 制附子15g • 酸枣仁5g • 白酒3L

〔制　　法〕将前13味捣碎或切成薄片，入布袋，置容器中，加入白酒，密封，浸泡10日后，过滤去渣，即成。

〔功能主治〕补肝益肾，祛风除湿，活血通络。用于腰痛，或连及膝脚疼痛。

〔用法用量〕口服：每次饭前温服10～15ml，日服3次。

〔处方来源〕 《药酒汇编》

杜仲加皮酒

〔处　　方〕杜仲50g • 五加皮50g • 白酒1L

〔制　　法〕将前2味切碎，置容器中，加入白酒，密封，浸泡10日后，过滤去渣，即成。

〔功能主治〕祛风湿，强筋骨。用于风湿腰痛、风寒湿痹、腰腿酸痛。

〔用法用量〕口服：每次服10～15ml，日服2次。

〔处方来源〕 《民间百病良方》

杜仲酒Ⅱ

〔处　　方〕制杜仲240g・丹参240g・川芎150g・白酒5L

〔制　　法〕将前3味切片，置容器中，加入白酒，密封，浸泡5～7天后，过滤去渣，即成。

〔功能主治〕活血化瘀，补肾壮腰。用于血瘀为主，兼有肾虚腰痛，其特点是腰疼而酸、疼痛部位固定、夜间加重，或有外伤史者有瘀点等。

〔用法用量〕口服：每次温服10～30ml，日服3次。

> ❗ 注意事项：忌生姜、生菜。

〔处方来源〕 《经心录》

〔附　　记〕一方肾虚寒加桂心120g、细辛6g，治腰卒然痛。余同上。

枸杞巴戟酒

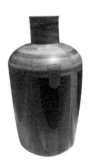

〔处　　方〕枸杞子30g・巴戟天30g・白酒500ml

〔制　　法〕将上药共研为粉末，纱布袋装，扎口，置容器中，白酒浸泡，7日后取出药袋，压榨取液，将榨取液与药酒混合，静置，过滤，即得，备用。

〔功　　用〕补益肝肾，养血明目。用于肾虚腰痛、头目眩晕、视物昏花、阳痿、遗精、身体虚弱。

〔用法用量〕口服：每次服10～15ml，日服2次。

〔处方来源〕 《民间百病良方》

〔附　　记〕屡用有效。又用生苡仁120g，制首乌180g，用白酒1L，浸泡15日即可取用。每次服30～50ml，日服2次，用治风寒湿腰痛，效佳。

核桃全蝎酒

〈处　　方〉核桃仁9g・全蝎2只・黄酒150ml

〈制　　法〉将上药焙黄研末，加黄酒煎沸10分钟，去渣，待温，即成。

〈功能主治〉补肾壮腰，通利水道。用于腰部困痛、小便淋沥不禁等。

〈用法用量〉口服：每次服75ml，日服2次。

〈处方来源〉《民间百病良方》

参蓉健腰酒

〈处　　方〉人参10g・肉苁蓉15g・黄芪10g・黄精10g・玉竹15g・熟地黄15g・制何首乌15g・杜仲15g・枸杞子子15g・菟丝子15g・狗肾（制）12g・木香3g・陈皮3g・佛手3g・鸡血藤15g・白酒2L

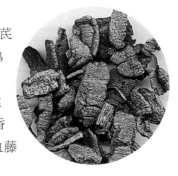

〈制　　法〉以上15味，将人参、熟地黄、枸杞子子、制何首乌、狗肾置罐或其他适宜容器中，加50°白酒1L，密封浸渍20天左右，收集浸出液；其余黄芪等药味粉碎成粗粉，用45°白酒渗漉或循环提取，收集渗漉液或提取液1L；另取砂糖400g、蜂蜜400g，加适量水溶解，煮沸滤过。将上述浸出液、渗漉液或提取液及糖蜜液合并，混匀，加入白酒使成4L，静置7日左右，滤过，分装，即得。或将以上各药切片，加入白酒密封浸泡7天即可。

〈功能主治〉益肾健脾，强壮腰脊，舒筋活络。用于脾肾两虚引起的腰脊酸痛、两膝无力等症。

〈用法用量〉口服：一次15～30ml，每日1～2次。

❗ 注意事项：糖尿病患者、酒精过敏者慎用。

〈处方来源〉海昌药业国药准字B20020964

〈附　　记〉高血压、溃疡病患者忌用。

徐长卿酒

〈处　　方〉徐长卿20g • 金果榄20g • 制杜仲15g • 黄酒500ml

〈制　　法〉将前3味切碎，置容器中，加入黄酒，密封，浸泡15天后，过滤去渣，即成。

〈功能主治〉祛风湿，止痹痛。用于风湿腰痛、关节痛。

〈用法用量〉口服：每次服30~50ml，日服3次。

处方来源　《陕甘宁青中草药》

黄芪杜仲酒Ⅱ

〈处　　方〉黄芪30g • 桂心30g • 制附子30g • 山萸肉30g • 石楠叶30g • 白茯苓30g • 杜仲45g • 防风45g • 牛膝6g • 防己6g • 肉苁蓉6g • 白酒2L

〈制　　法〉将前11味切碎，入布袋，置容器中，加入白酒，密封，浸泡5~7天后，过滤去渣，即成。

〈功能主治〉温补肾阳，强腰舒筋，祛风利湿。用于肾阳虚损腰痛，或腰脐冷痛、气怯神疲、阳痿、滑精等。

〈用法用量〉口服：每次空腹温服10ml，日服3次。

处方来源　《药酒汇编》

蛤蚧参茸酒

〈处　　方〉蛤蚧（去头足）1对 • 人参30g • 鹿茸6g • 巴戟天20g • 桑螵蛸20g • 肉苁蓉30g • 白酒2L

〈制　　法〉将前6味切碎，入布袋，置容器中，加入白酒，密封每日振摇1次，浸泡14天后，过滤去渣，即成。

〈功能主治〉补元气，壮肾阳，益精血，强腰膝。用于肾虚腰痛、腰腿痛、神疲食少、气短喘促、失眠健忘、心悸怔忡、梦遗滑精、下肢乏力、宫寒腹痛等症。

〈用法用量〉口服：每次空腹温服10ml，日服2次。

〈处方来源〉《临床验方集》

〈附　　记〉本药酒主治范围广，凡肾虚所致的上述各病症，用之皆有良效。

腰痛酒 I

〈处　　方〉制杜仲15g · 破故纸9g · 苍术9g · 鹿角霜9g · 白酒500ml

〈制　　法〉将前4味研成粗粉或切成薄片，置容器中，加入白酒，密封，浸泡7日后，过滤去渣，即成。

〈功能主治〉温肾散寒，祛风利湿。用于风湿腰痛、延年腰痛。

〈用法用量〉口服：每次服30ml，每日早、晚各服1次。

〈处方来源〉《中药制剂汇编》

腰痛酒 II

〈处　　方〉珍珠母60g · 制杜仲50g · 红糖30g · 黄酒750ml

〈制　　法〉将前2味加工使碎或切成薄片，置容器中，加水适量，置文火上煮约30分钟，取下待冷，加入黄酒和红糖，搅匀，密封，每日振摇数下，浸泡14日后，过滤去渣，即成。

〈功能主治〉补肾养血，舒筋壮腰。用于腰部酸痛、体倦乏力、虚劳羸瘦等。

〈用法用量〉口服：每次服10～25ml，日服2～3次。

〈处方来源〉临床经验方

〈附　　记〉偏肾阳虚，加肉苁蓉50g，改用白酒浸药。

熟地杜仲酒

〈处　　方〉炙杜仲30g · 炮姜30g · 熟地30g · 萆薢30g · 羌活30g · 川椒30g · 制附子30g · 肉桂30g · 川牛膝30g · 制乌头30g · 川芎30g · 细辛30g · 川续断30g · 栝篓根30g · 五加皮50g · 石斛50g · 地骨皮25g · 桔梗（炒）25g · 炙甘草25g · 防风25g · 白酒5L

〔制 法〕将前以上各味切成薄片，入布袋，置容器中，加人白酒，密封，浸泡5~7天后，过滤去渣，即成。

〔功能主治〕温肾阳，祛风湿，舒筋壮腰。用于腰部疼痛、沉重、不得俯仰。

〔用法用量〕口服：不拘时，每次服10ml，常令有酒气相续为妙。

处方来源 《临床验方集》

第四章

骨科治疗用药酒

第一节
跌打损伤用药酒

〔处　　方〕三七30g・莪术40g・全蝎10g・土鳖虫30g・补骨脂50g・淫羊藿50g・四块瓦60g・叶下花80g・当归60g・牛膝50g・五加皮60g・川乌（制）20g・苏木40g・大血藤60g・川芎30g・血竭10g・红花20g・乳香30g・没药30g・元胡40g・香附40g・白酒8L

〔制　　法〕将前21味研成粗末或切成薄片，置容器中，加入白酒，密封，浸泡10～15日后，过滤去渣，即成。

〔功能主治〕舒筋活络，散瘀镇痛，祛风除湿，强筋壮骨。用于跌打损伤、风湿骨痛、四肢麻木。

〔用法用量〕口服：每次10～15ml，每日2次。

> ❗ 注意事项：孕妇忌用。

（处方来源）《新编中成药》

三七全蝎酒

三七酒

〔处　　方〕三七15g・海桐皮15g・薏苡仁15g・生地15g・牛膝15g・川芎15g・羌活15g・地骨皮15g・五加皮15g・白酒2.5L

〔制　　法〕将前9味研成粗末或切成薄片，置容器中，加入白酒，密封，浸泡10～15日后，过滤去渣，即成。

〔功能主治〕活血止痛，祛瘀通络。用于跌打损伤、瘀血肿痛。

〔用法用量〕口服：每次服15ml，日服2次。

（处方来源）《药酒汇编》

三七跌打酒

〈处　方〉大三七12g · 血竭12g · 琥珀12g · 大黄15g · 桃仁15g · 泽兰15g · 红花15g · 当归尾15g · 乳香15g · 没药15g · 秦艽15g · 川续断15g · 杜仲15g · 骨碎补15g · 土鳖虫15g · 苏木15g · 无名异15g · 制自然铜15g · 马钱子（炸黄去毛）15g · 七叶一枝花10g · 三花酒（白酒）3L

〈制　法〉将前20味切片，置容器中，加入三花酒，密封，浸泡2个月以上，过滤去渣，即成。

〈功能主治〉活血止痛，祛瘀通络。用于跌打损伤、瘀血肿痛。

〈用法用量〉口服：每次服15～30ml，日服1～2次。

外用：若肿疼者，擦患处，每日擦2～3次。创伤破口者，用消毒纱布或棉垫浸透敷之，绷带包扎，每日换药1次。

> ❗ 注意事项：孕妇忌口服。

处方来源　《正骨经验汇萃》

三皮药酒

〈处　方〉紫荆皮30g · 丹皮30g · 五加皮30g · 郁金30g · 乌药30g · 川芎30g · 延胡索30g · 官桂15g · 木香15g · 乳香（去油）15g · 羊踯躅（去油）15g · 羌活15g · 白酒3L

〈制　法〉将前12味洗净，切碎或切成薄片，置容器中，加入白酒，密封，隔水煮约1小时，候冷，过滤去渣，即成。

〈功能主治〉调气活血，止痛。用于跌打损伤、疼痛不已。

〈用法用量〉口服：不拘时，随量服之，勿醉。

处方来源　《药酒汇编》

大力药酒

〈处　方〉当归尾10g · 红花10g · 白芷10g · 川乌（制）10g · 没药15g · 乳香15g · 紫丹参15g · 大黄15g · 白芍（炒）15g · 骨碎补（砂炒）15g · 脆蛇15g · 青皮（炒）15g · 川续断（炒）20g · 三棱20g · 自然铜（煅）20g · 莪术20g · 生地黄30g · 三七30g · 五加皮30g · 淮

牛膝30g • 土鳖虫60g • 茜草80g • 白酒5L

〈制　　法〉将上药共研成粗末或切成薄片，装入纱布袋中，扎紧袋口，与白酒同置入容器中，密封浸泡30日以上即可服用。

〈功用主治〉舒筋活血，祛风除湿，通络止痛。用于跌打损伤及顽痹（类风湿性关节炎）。

〈用法用量〉口服：每日服3次，新伤、轻伤每次服5～10ml，旧伤、重伤每次服10～20ml。

> ❗ 注意事项：孕妇忌服；体弱者应慎用。

〈处方来源〉《临床验方集》

〈附　　记〉本药酒药性峻猛，用量应严格按病情及规定，以免耗伤正气。本品为黑褐色澄清的液体，味苦，麻。

大黄蚯蚓酒

〈处　　方〉大黄50g • 蚯蚓100g • 白酒1.5L
〈制　　法〉以上2味切片，白酒煮取3沸。
〈功用主治〉活血，通络。用于治宿血在诸骨节及胁肋外不去者。
〈用法用量〉随量饮服。

〈处方来源〉唐·《外台秘要》

〈附　　记〉中医认为虫类有搜剔功能，所以用蚯蚓能祛宿血在诸骨节及胁肋外不去者。这也体现了中医用药的一种思维方法。

小花五味子酒

〈处　　方〉小花五味子根100g • 白酒500ml
〈制　　法〉上药用酒浸泡5～7日。
〈功能主治〉祛风利湿，理气止痛。用于跌打损伤、风湿骨痛。
〈用法用量〉口服：每次10ml，每日2次。

〈处方来源〉《中药制剂汇编》

五华跌打药酒

〈处　方〉生南星25g · 生半夏25g · 制草乌25g · 制川乌25g · 五加皮12g · 川芎12g · 杨梅树皮50g · 三桠苦50g · 毛冬青50g · 蕹葱根50g · 土大黄50g · 白酒5L

〈制　法〉将诸药捣碎或切成薄片，放入干净容器中，加入白酒，密封浸泡7日以上即成。

〈功能主治〉活血化瘀，消肿止痛。用于跌打肿痛、无名肿毒。也可用于治疗流行性腮腺炎等病症。

〈用法用量〉外用：用药酒湿敷或外擦患处，每日涂擦3～5次。

> ⚠ 注意事项：切忌内服，只供外用。

处方来源　《民间百病良方》

止痛灵

〈处　方〉制川乌15g · 制草乌15g · 生南星15g · 洋金花10g · 红花油10ml · 白酒500ml

〈制　法〉将前4味切成薄片，置容器中，加入白酒（或75％乙醇），密封，浸泡10～15日后，过滤去渣，加入红花油10ml。备用。

〈功能主治〉活血消肿，止痛解毒。用于跌打损伤、痈疽初起及表浅肿物切除、拔牙等。

〈用法用量〉外用：涂擦局部或纱布湿敷。每日1～2次。

> ⚠ 注意事项：切勿内服。

处方来源　长春中医学院王家忠验方

止痛液

〈处　方〉细辛60g · 荜茇30g · 黑胡椒30g · 制草乌30g · 制川乌30g · 生半夏30g · 生南星30g · 蟾酥30g · 樟脑10g · 薄荷脑10g · 95％乙醇（酒精）1L

〈制　法〉先将前7味药分别切碎或粉碎成粗末，备用。蟾酥以适量水煮沸5分钟（主要为减轻毒性，不影响疗效），与上述药材置于同一容器内，加入95％乙醇密封，浸泡1个月后，滤取上层清液，加入樟脑、薄荷脑搅拌溶解，必要时过滤，贮瓶备用。

〔功能主治〕消肿止痛。用于跌打损伤、疼痛不已。

〔用法用量〕外用：用脱脂棉球蘸药液涂擦患部，每日涂擦1～3次。

〔处方来源〕 《百病中医熏洗熨疗法》

〔附　　记〕一般用药3～5次即见效。

止痛精

〔处　　方〕细辛5g•豆豉姜15g•广藿香15g•香附15g•两面针12g•黄芩25g•栀子25g•降香25g•花椒10g•石菖蒲10g•香加皮10g•鸡骨香10g•九里香10g•小叶双眼龙8g•荆三棱8g•高良姜8g•莪术8g•黑老虎25g•樟脑8g•薄荷脑8g•30°白酒和乙醇各适量

〔制　　法〕将上细辛至黑老虎等18味捣碎以30°白酒，密封，浸泡7日，全部取出置蒸馏器中进行蒸馏，收集含醇量20％以上的蒸馏液。黄芩、栀子各以3倍量的70％乙醇浸渍1日，取出过滤取用。再将蒸馏液与浸渍液合并，混匀，以乙醇调节含醇量为63％～65％，加入樟脑、薄荷脑搅拌溶解，过滤即得。每瓶5ml，分装1000瓶。

〔功能主治〕行气止痛。用于跌打肿痛、吐泻腹痛、风湿骨痛及风火牙痛。

〔用法用量〕口服：每次服5ml，日服1～2次。
外用：涂擦患部。

〔处方来源〕 《中药制剂汇编》

少林八仙酒

〔处　　方〕丁香30g•当归30g•川芎90g•红花90g•三七15g•凤仙花45g•苏木45g•乌梢蛇1条•白酒4L

〔制　　法〕将前8味洗净，切碎，置容器中，加入白酒，密封，浸泡60日以上，经常摇动。过滤去渣，即成。

〈功能主治〉活血祛瘀，通络止痛。用于跌打损伤、瘀血疼痛、红肿不消等症。

〈用法用量〉口服：每次服15ml，日服2次。

〈处方来源〉《药酒汇编》

少林保将酒

〈处　　方〉当归60g・川芎24g・苏木24g・桑枝24g・木瓜24g・鹿角胶24g・红花30g・黄芪30g・桑寄生30g・熟地黄30g・透骨草30g・白术30g・赤芍30g・桃仁30g・乳香15g・没药15g・白芷15g・川续断15g・补骨脂15g・太子参15g・桂枝9g・川郁金9g・木香9g・白酒3L

〈制　　法〉将上药研为粗末或切成薄片，与白酒共置入容器中密封浸泡35日即成。浸泡期间每日振摇1次。

〈功能主治〉活血祛瘀，理伤镇痛，壮筋健骨。用于拳械打伤、跌打损伤、骨折伤筋、腰腿疼痛以及半身不遂。

〈用法用量〉口服：每次服20～30ml，日服3次。
外用：亦可用药酒涂擦患处。

❗ 注意事项：孕妇忌服，皮破者忌外用。

〈处方来源〉《少林寺伤科秘方》

见肿消酒

〈处　　方〉见肿消100g・白酒500ml

〈制　　法〉浸泡5日。

〈功能主治〉活血化瘀。用于跌打损伤内有瘀血、风湿腰腿痛。

〈用法用量〉口服：每次10ml，每日3次。

〈处方来源〉《陕甘宁中草药选》

内伤药酒

〔处　　方〕红花15g・桃仁（炒）15g・秦艽15g・川续断15g・广木香15g・砂仁（炒）15g・丹皮15g・威灵仙15g・当归45g・五加皮45g・怀牛膝45g・骨碎补30g・胡桃肉30g・杜仲（炒）30g・丹参30g・白酒3L

〔制　　法〕将上药捣碎或切片，与3L白酒，密封静置3日后即可服用。

〔功能主治〕活血行气，祛瘀壮筋。用于跌打及劳伤太过引起的机体四肢筋骨疼痛、步履无力。

〔用法用量〕口服：每次服15～30ml，每日早、晚各服1次，不拘患病远年近日，男女老幼皆可服。

❗ 注意事项：孕妇忌服。

处方来源　《古方汇精》

化瘀止痛酒

〔处　　方〕牛地黄汁250ml・丹皮30g・肉桂（去粗皮）30g・桃仁（去皮尖炒）30g・白酒1L

〔制　　法〕将桃仁、丹皮、肉桂捣为细粉或切成薄片，与生地黄汁用酒煎数十沸，取下候冷，去渣，收贮备用。

〔功能主治〕温经，活血，止痛。用于损伤瘀血在腹。

〔用法用量〕口服：每次温饮30～50ml，每日3次，不拘时。

❗ 注意事项：孕妇禁服。

处方来源　宋・《圣济总录》

风伤擦剂

〔处　　方〕制川乌15g・制草乌15g・泽兰15g・生南星15g・生半夏15g・川红花15g・川芎15g・当归尾15g・桃仁20g・白芷20g・木瓜20g・乳香20g・没药20g・威灵仙20g・川椒12g・肉桂10g・樟脑粉20g・冬青油适量・75％乙醇1.5L

〔制　　法〕将前16味共研为粗末或切成薄片，置容器中，加入75％乙醇，密封。浸泡1个月后开封，再加入樟脑粉，冬青油搅拌溶化，贮瓶备用。

〈功能主治〉活血散瘀，消肿止痛。用于跌打损伤、筋肉肿痛。

〈用法用量〉外用：每取此药酒适量涂擦患处，日涂擦3~4次。

〈处方来源〉《中国当代中医名人志》

风湿痛药酒

〈处　　方〉石楠藤100g · 麻黄10g · 枳壳10g · 桂枝10g · 蚕沙8g · 黄精8g · 陈皮8g · 厚朴12g · 苦杏仁12g · 泽泻12g · 山药12g · 苍术12g · 牡丹皮12g · 川芎12g · 白术12g · 白芷12g · 木香12g · 石斛12g · 羌活12g · 菟丝子12g · 香附12g · 没药12g · 当归12g · 乳香12g · 红糖500g · 白酒3L

〈制　　法〉先将石楠藤加水煎2次，每次煎2小时，合并煎液，滤过，浓缩成清膏；余麻黄等23味研为粗末，用白酒湿润，按渗滤法进行渗滤，收集滤液，与石楠藤浓缩液合并，加红糖（适量）搅拌溶解，静置，滤过，即成。

〈功能主治〉祛风除湿，活络止痛。用于跌打损伤、风湿骨痛、手足麻木、腰腿痛等。

〈用法用量〉口服：每次服10~15ml，日服2次。

〈处方来源〉《药酒汇编》

双牛跌打酒

〈处　　方〉大草乌（钻山牛）150g · 小草乌（小黑牛）50g · 雪上一枝蒿50g · 红花50g · 制草乌100g · 金铁锁100g · 断肠草100g · 黑骨头100g · 雷公藤根500g · 75%乙醇7L

〈制　　法〉除制草乌外其余8味均生用，以乙醇浸泡30日，用力搅拌后滤去药渣分装于小瓶内密封备用，亦可长期浸泡，随用随取。

〈功能主治〉活血化瘀，消肿止痛。用于跌打损伤。

〈用法用量〉外用：用止血钳夹消毒棉球浸透药酒后。在已清洗过的患处反复擦致药棉干燥为止，每日外擦3～4次，用量根据肿痛面积大小而定，7日为一个疗程，可连续使用至肿消痛减为止。有破口患者，先无菌清洗包扎伤口，再在伤口四周肿痛处外擦药酒。

> ⚠ 注意事项：此药酒严禁内服和直接接触伤口，发药必须标签醒目，注明有毒外用，并嘱咐妥善保管，防止他人误服误用。若有皮肤药物过敏史者慎用，出现较重的过敏反应者停止使用。

（处方来源）《云南中医杂志》1992，13（3）：38

外用扭伤药酒Ⅰ

〔处　　方〕肉桂12g・川乌36g・红花24g・草乌36g・苏梗60g・防风36g・麻黄60g・木香36g・白附子60g・乳香36g・伸筋草60g・没药36g・舒筋草60g・台乌36g・海风藤60g・木通36g・威灵仙60g・当归50g・蔓荆子60g・五加皮40g・荆芥36g・土牛膝60g・川芎50g・白酒10L

〔制　　法〕上药混匀，用白酒分2次浸泡，第一次以淹过药面少许为度，7日过后过滤，所余白酒全部加入药渣内浸泡3日以上过滤，合并两次滤液，混匀即成（浸泡过程中应随时搅动）。

〔功能主治〕活血散瘀，行气止痛。用于跌打损伤。

〔用法用量〕外用：用药酒湿敷或外擦患处，每日涂擦2～3次。

（处方来源）《中药制剂汇编》

闪挫止痛酒Ⅰ

〔处　　方〕当归6g・川芎3g・红花3g・茜草2g・威灵仙2g・白酒100ml

〔制　　法〕以上各药切片，用白酒煮20分钟，服用。

〔功能主治〕活血化瘀，和营通络止痛。用于跌扑损伤。

〔用法用量〕口服：以不醉为度，其渣外用敷伤处。

🛈 注意事项：该酒多活血药，凡有明显出血者不宜使用。

〈处方来源〉 清·《疑难急症简方》，《治疗与保健药酒》

〈附 记〉 本方针对损伤引起疼痛与血肿，配制了活血化瘀，和营止痛方药，减少炎性反应刺激及血管神经受压引起的疼痛，达到通则不痛的目的。

地黄丹皮酒

〈处 方〉 生地黄汁250ml · 桃仁12g · 牡丹12g · 官桂12g · 白酒1L

〈制 法〉 上5味，以后3味捣碎为细末或切成薄片，与另2味一处煎熟去渣。

〈功用主治〉 活血，通经，止痛。用于治伤损瘀血在腹。

〈用法用量〉 口服：每次温饮50ml，不拘时。

〈处方来源〉 宋·《圣济总录》

地黄桃仁酒

〈处 方〉 生地黄汁250ml · 桃仁（去皮尖，制研膏）24g · 酒250ml ·

〈制 法〉 上3味药，先将地黄汁并酒煎沸后，下桃仁膏，再煎数沸。

〈功用主治〉 凉血，活血，止痛。用于倒扑蹴损筋脉。

〈用法用量〉 口服：每次服30~50ml，温服，不拘时候。

〈处方来源〉 宋·《圣济总录》

丢了棒药酒

〈处 方〉 丢了棒皮60g · 鹅不食草60g · 山大颜30g · 麻骨风30g · 十八症30g · 宽筋藤30g · 水泽兰30g · 枫香寄生30g · 胡荽30g · 鸡血藤30g · 钩藤30g · 短瓣石竹30g · 毛老虎30g · 白酒（50°或60°）5L

〔制　　法〕将前13味切碎或切成薄片，置容器中，加入白酒（以酒浸过药面为准），密封，浸泡7日以上（热浸法为2日）即可取用。

〔功能主治〕舒筋活血，散风缓痛。用于各种跌打损伤、骨折、扭伤、关节僵硬、急慢性风湿性关节炎、风湿性心脏病、坐骨神经痛等。对类风湿、肌肉风湿、骨结核、骨质增生、鹤膝风、腰腿痛、小儿麻痹后遗症、瘫痪等症亦有一定疗效。

〔用法用量〕口服：每次服15～30ml，日服2～3次。严重者可加至每次50ml。

外用：局部外擦或湿敷，如加热湿敷，效果较快较好。

> ❗ 注意事项：孕妇忌服。因丢了棒、水泽兰、鸡血藤三味药有堕胎作用。

处方来源　《中药制剂汇编》

刘寄奴酒Ⅰ

〔处　　方〕刘寄奴60g · 骨碎补60g · 延胡索60g · 白酒500ml

〔制　　法〕将前3味切碎，置容器中，加入白酒，密封，浸泡10日以上，过滤去渣，即成。

〔功能主治〕消肿定痛，止血续筋。用于跌打损伤、瘀血肿痛。

〔用法用量〕口服：每次服10～15ml，日服2次。

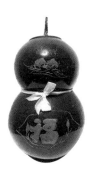

处方来源　《药酒汇编》

红花浸酒

〔处　　方〕辽宁红花50g · 凤仙花50g · 白矾5g · 60°白酒1L

〔制　　法〕将前3味置容器中，加入白酒，密封。浸泡24～48小时，过滤去渣，即成。

〔功能主治〕消肿止痛。用于跌打损伤。

〔用法用量〕外用：用纱布浸于药酒中20分钟取出，敷于肿胀部位。若
　　　　　　纱布浸液干时，可随时再往纱布敷料上洒红花药酒保持湿
　　　　　　润。隔日或每日换药1次。

〔处方来源〕《辽宁中医》（试刊号1997）

〔附　　记〕红花活血通经，去瘀止痛；凤仙花活血通经，祛风止痛；
　　　　　　白矾止血，故用于治疗跌打损伤有效。

苏木红花酒

〔处　　方〕苏木（捶碎）9g・红花9g・当归9g・白酒300ml
〔制　　法〕上药切片，用酒煎取一半。
〔功能主治〕散瘀血。用于治跌打损伤疼痛及妇女血气心腹痛、血滞经
　　　　　　闭、产后瘀阻腹痛等症。
〔用法用量〕口服：空腹一次饮尽。

〔处方来源〕清・《灵验良方汇编》

苏木酒

〔处　　方〕苏木（剉令烂碎）24g・白酒500ml
〔制　　法〕上药用酒煎取250ml。
〔功能主治〕活血化瘀，消肿止痛。用于跌打伤损。
〔用法用量〕口服：分3次服，一日服尽。

〔处方来源〕宋・《圣济总录》

没药鸡子酒

〔处　　方〕没药（研末）6g・生鸡蛋3枚・细酒250ml
〔制　　法〕先将鸡蛋开破，取白去黄，盛碗内，入没药，以酒暖令
　　　　　　热，投于碗中令匀。
〔功能主治〕活血止痛。用于坠落车马、筋骨疼痛不止。
〔用法用量〕口服：不计时候温服。

〔处方来源〕宋・《太平圣惠方》

〔处　　方〕淫羊藿25g • 巴戟天25g • 鸡血藤25g • 白酒500ml

〔制　　法〕将前3味切碎，置容器中，加入白酒，密封，浸泡20日后，
过滤去渣，即成。

〔功能主治〕补肾强骨，活血通络。用于跌打损伤、风湿痹痛、肢体麻
木及瘫痪等症。

〔用法用量〕口服：每次服10～15ml，日服2次。

　〔处方来源〕　《药酒汇编》

〔处　　方〕东引杏枝25g • 白酒100ml

〔制　　法〕上药细锉，每服25g，以酒100ml，煎至50ml，去药渣。

〔功能主治〕活血通经止痛。用于车马坠伤。

〔用法用量〕口服：饭前温服。

　〔处方来源〕　宋·《太平圣惠方》

〔处　　方〕岩陀18g • 过山龙18g • 五香血藤18g • 透骨
草15g • 玉带草5g • 大枣35g • 白酒1.5L

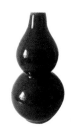

〔制　　法〕将上药捣碎切成薄片，用白酒1L浸泡10日，
滤取浸液，药渣继续用白酒500ml浸泡
5日，滤取浸液，合并2次滤液，混匀装瓶。

〔功能主治〕祛风除湿，舒筋活络。用于跌打损伤、风湿
关节炎。

〔用法用量〕外用：每次10～50ml，每日2次，擦痛处。

　〔处方来源〕　《中药制剂汇编》

〔处　　方〕活河蟹雌雄各1只 • 陈酒1L

〔制　　法〕共煮熬半小时，然后取酒待温。

〔功能主治〕活血消肿。用于跌伤疼痛。

〈用法用量〉口服：上酒分1～3次服完，每于服后宜盖被酣睡2小时。

〈处方来源〉《江苏中医》1966，（5）：17

药酒方

〈处　　方〉参三七15g · 红花15g · 生地15g · 川芎15g · 当归身15g · 乌药15g · 落得打15g · 乳香15g · 五加皮15g · 防风15g · 川牛膝15g · 干姜15g · 丹皮15g · 肉桂15g · 延胡索15g · 姜黄15g · 海桐皮15g · 白酒2.5L

〈制　　法〉将前17味捣碎切成薄片，入布袋，置容器中，加入白酒，密封，隔水加热1.5小时，取出放凉，再浸泡数日，过滤去渣，即成。

〈功能主治〉凉血活血，散瘀消肿，理气止痛。用于跌打损伤、气滞血瘀、筋骨疼痛、活动受限等症。

〈用法用量〉口服：每次约15～30ml，每日2次。

〈处方来源〉清·《伤科补要》，《治疗与保健药酒》

〈附　　记〉方中参三七活血祛瘀，理伤定痛，并有良好的止血作用，为主要药物。佐以行气止痛，祛风除湿，滋阴养血，温阳散寒之品，对跌打损伤有一定疗效。

复方红花药酒

〈处　　方〉红花100g · 当归50g · 赤芍50g · 桂皮50g · 40％乙醇（酒精）1.2L

〈制　　法〉将上药干燥粉碎成粗末或切成薄片，用45％乙醇1L浸渍10～15日，过滤，补充一些溶剂继续浸渍药渣3～5日，过滤，添加至1L即得。

〈功能主治〉活血祛瘀，温经通络。用于跌打损伤红肿未破、经闭腹痛。

〈用法用量〉外用：每次10～20ml。每日3～4次，擦敷患处，反复搓揉。

〈处方来源〉《中药制剂汇编》

复方红花酊

〈处　　方〉乳香30g・没药30g・五加皮65g・川乌60g・草乌60g・川红花60g・木通60g・伸筋草60g・桃仁60g・威灵仙60g・当归60g・川续断60g・40%乙醇6L

〈制　　法〉将前12味捣碎或切成薄片，置容器中，分2次加入40%乙醇，密封，浸泡，第1次用乙醇4L浸泡4日，过滤；第2次药渣用2L 40%乙醇浸泡2天，过滤即得。

〈功能主治〉散瘀消肿。用于跌打损伤。

〈用法用量〉外用：取此药酒揉擦患处，日擦1～2次。

❗ 注意事项：切勿内服。

处方来源　《中药制剂汇编》

复方消炎止痛搽剂

〈处　　方〉草乌（或乌头）1kg・红根（或生南海芋）1kg・姜黄500g・天文草（或血满草）500g・土三七（或七叶一枝花）500g・山栀500g・荜茇500g・黄柏500g・韭菜根500g・乳香500g・没药500g・紫菀200g・八角枫200g・苏木200g・茜草200g・扁竹兰（或射干）200g・百灵草300g・毛茛300g・雷公藤300g・青风藤300g・四块瓦300g・五香藤100g・商陆100g・冰片50g・75%乙醇45L

〈制　　法〉将前24味研成粗末或切成薄片，置容器中，加入75%乙醇一半浸泡10日后，滤过；余渣再加75%乙醇一半浸泡5日后，过滤。二次滤液合并，静置，滤过，贮瓶备用。

〈功能主治〉消炎止痛。用于跌打损伤、风湿麻木、无名肿毒、毒虫咬蛰及虫牙痛。

〈用法用量〉外用：用纱布或棉球蘸药酒，揉擦患处及穴位，每次揉擦10～20分钟，每日1～2次。无名肿毒、毒虫咬蛰，只涂擦患处，不揉按；虫牙痛，用一小棉球蘸药酒填塞虫牙处，片刻吐出。

处方来源　《新医学》

追风活络酒 Ⅱ

〈处　方〉红曲20g・紫草20g・独活20g・红花20g・天麻20g・补骨脂（盐制）20g・血竭20g・川芎20g・乳香20g・没药20g・秦艽20g・当归30g・麻黄30g・防风30g・木瓜10g・杜仲（盐制）10g・牛膝10g・北刘寄奴10g・制草乌10g・土鳖虫10g・白芷10g・白糖800g・白酒4L

〈制　法〉将前21味，除红曲、紫草外，血竭、乳香、没药共研成细末，过筛混匀，余16味酌予碎断。上药各药与白酒、白糖同置罐内，于水浴中加热煮沸后，再入缸中，密封，浸泡30日后，滤取酒液，残渣压榨后回收残液中的酒液，合并滤过，贮瓶备用。

〈功能主治〉追风散寒，舒筋活络。用于受风受寒、四肢麻木、关节疼痛、风湿麻痹、伤筋动骨等症。

〈用法用量〉口服：每次服10～15ml，日服2次。

> ❗ 注意事项：孕妇忌服。

处方来源　《药酒汇编》

活血酒 Ⅰ

〈处　方〉当归15g・川芎15g・白芷9g・桃仁9g・红花9g・丹皮9g・乳香9g・没药9g・泽泻12g・苏木12g・白酒1.5L

〈制　法〉将前10味捣为粗末或切成薄片，置容器中，加入白酒，密封，浸泡7日后，过滤去渣，即成。

〈功能主治〉活血止痛，逐瘀消肿。用于跌打损伤。

〈用法用量〉口服：每次服10～15ml，日服3次。

处方来源　《中国当代中医名人志》

〈附　记〉①本药酒适用于以疼痛为主，红肿不甚的跌打损伤症。②加减用药，头部加升麻、藁本、天麻；上肢加桑枝、桂枝；下肢加牛膝、木瓜；腹部加小茴香、大腹皮；背部加独活、麻黄根；左肋膜加桂枝、木香；右肋膜加青皮、香附；外敷加生姜、葱白各适量，亦可用药渣加生姜、葱白捣烂外敷。③服药期间忌食生冷（冷食、冷水）。孕妇忌服。④本方亦可水煎服，每日1剂。

活血酒Ⅱ

〈处　　方〉乳香9g · 没药9g · 当归9g · 紫荆皮9g · 肉桂9g · 独活9g · 羌活9g · 狗骨18g · 木瓜9g · 贝母9g · 自然铜9g · 川续断9g · 南木香9g · 川厚朴9g · 生香附9g · 炒小茴9g · 白芷3g · 制川乌3g · 制草乌3g · 炒甲珠6g · 血竭6g · 麝香1.5g · 白酒5L

〈制　　法〉将上药捣碎或切片，与白酒同置入容器中，密封浸泡10日以上即可服用。

〈功能主治〉活血行气，祛风活络。用于跌打损伤后外感风湿、筋骨关节出现隐隐作痛，或酸软痛、遇雨加重、得热则减轻。

〈用法用量〉口服：每次服15~30ml。每日早、晚各1次。

❗ 注意事项：孕妇忌服。

〈处方来源〉 《临床验方集》

穿山甲药酒

〈处　　方〉穿山甲600g · 白酒5L

〈制　　法〉取穿山甲切成片，加白酒，浸泡15日，过滤，滤过液放置室温下，静置48小时，再过滤，得滤液分装，每瓶100ml或200ml。

〈功用主治〉舒筋，活血，止痛。用于跌打损伤、扭腰岔气、风湿症等。

〈用法用量〉口服：每次服10ml，每日2次。

〈处方来源〉 《辽宁医药》赠刊1975，（2）

祛风酒Ⅱ

〈处　　方〉独活60g・羌活60g・白芍60g・桑寄生60g・秦艽60g・木瓜90g・牛膝90g・川续断90g・五加皮90g・破故纸90g・党参150g・冰糖500g・高粱酒5L

〈制　　法〉将前11味捣碎或切成薄片，置容器中，加入高粱酒，密封，浸泡2周后，过滤去渣，加入冰糖，至完全溶解后，即可取用。

〈功能主治〉祛风胜湿，舒筋活络，益气血，强筋骨。用于损伤后期骨节酸痛、筋脉拘挛及外用力性关节炎。

〈用法用量〉口服：每次服30ml，每日中、晚各服1次。

　〖处方来源〗《林如高骨伤验方歌诀方解》

麻根汁酒

〈处　　方〉大麻根及叶（生者去皮土）1kg・白酒300ml

〈制　　法〉上1味，细切，捣绞取汁，酒煎服。

〈功能主治〉活血，消肿，止痛。用于打伤、跌伤等引起的多种疼痛。

〈用法用量〉口服：每次温服药汁与酒各20ml，每日2次。

　〖处方来源〗宋・《圣济总录》

菊三七药酒

〈处　　方〉菊三七100g・30%乙醇1L

〈制　　法〉将菊三七干燥，粉碎成粗末，用30%乙醇1L浸渍7～10日，过滤，补充少许溶剂继续浸渍药渣3日，过滤，添加至1L即得。

〈功能主治〉散瘀止血，解毒消肿。用于治大骨节及跌打损伤、腰腿疼痛。

〈用法用量〉口服：每次10～15ml，每日3次。

　〖处方来源〗《中药制剂汇编》

续筋接骨酒

〔处　方〕透骨草10g・大黄10g・当归10g・赤芍10g・红花10g・丹皮6g・生地15g・土狗（槌碎）10个・土虫30个・自然铜末3g・白酒1.2L

〔制　法〕将前10味除自然铜末外全部粗碎或切成薄片，用白酒煎至减半，去渣，分作3份，备用。

〔功能主治〕接骨续筋，止痛。用于跌打损伤及骨折。

〔用法用量〕口服：每日服用1份，并送服自然铜末1g。

> ❗ 注意事项：孕妇忌服。

处方来源 《古今药酒大全》

酸痛药酒

〔处　方〕泽泻12g・赤芍10g・桂枝尖9g・乳香9g・没药9g・川乌9g・草乌9g・杏仁9g・木红花9g・五加皮9g・大黄9g・牛膝9g・骨碎补9g・木瓜8g・小金英8g・白芷8g・归尾3g・生地黄3g・羌活3g・栀子3g・黄柏3g・樟脑3g・苏木3g・95％乙醇800ml

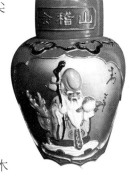

〔制　法〕先将上列各药切薄片，投入锅内加水1L煮沸1小时（约剩200ml）。取出该药装入大口瓶内加95％乙醇500ml泡3日（应经常摇动），滤出药酒即可应用，然后再将此药渣投入锅内加水0.5L煮沸1小时（约剩150ml），再取出该药装入瓶内加95％乙醇300ml泡3日，（也应经常摇动）过滤后就可应用（最好是把2次的药酒混合在一起应用）。

〔功能主治〕活血祛风，补益肝肾，消肿止痛。用于非炎症所致的四肢酸痛，如打伤、压伤、击伤所致皮下出血扭伤、剧烈运动和长途步行所致的酸痛。

〔用法用量〕外用：将患肢用热水洗净擦干，用棉球或棉签浸药酒涂擦患部（面积须超过3至5cm），每日1～5次。

〔处方来源〕 《百病中医药酒疗法》，《中级医刊》1957，（5）：49

紫金酒Ⅰ

〔处　方〕官桂6g・乳香6g・没药6g・广木香6g・羊踯躅6g・川羌6g・川芎6g・玄胡30g・紫荆皮30g・五加皮30g・丹皮30g・郁金30g・乌药30g・白酒500ml

〔制　法〕上药共为粗粉或切片，入绢袋，加入白酒，药袋悬挂酒中，煮40分钟，即可。

〔功能主治〕活血定痛，善通经络。用于治一切风气、跌打损伤、寒湿疝气、血滞气凝、沉疴久病，无不获效。

〔用法用量〕口服：每次饮50～150ml，立见痛止，若预饮之，跌伤亦不痛。

〔处方来源〕 清・《种福堂公选良方》

紫金酒Ⅱ

〔处　方〕血竭30g・樟脑30g・红花60g・细辛60g・生地60g・白芥子60g・冰片30g・乳香45g・没药45g・鹅不食草90g・荜茇90g・良姜120g・白酒5L

〔制　法〕上药共碾细末或切成薄片，加白酒浸泡10日，过滤分装密封。

〔功能主治〕温经，活血止痛。用于跌打损伤、慢性劳损。

〔用法用量〕外擦患处。

〔处方来源〕 《中国中医骨伤科杂志》1997，（1）：61。

跌打万应药酒

〔处　方〕三七10g・羌活10g・独活10g・续断10g・三棱10g・莪术10g・红花10g・当归尾10g・牛膝10g・香附10g・沉香10g・青皮10g・枳壳10g・补骨脂10g・首乌10g・骨碎补10g・五加皮10g・桂枝10g・生地黄10g・枸杞子10g・远志10g・黑枣12g・杜仲12g・苏木10g・木香

10g・乳香10g・没药10g・木瓜10g・白术10g・川芎10g・茯苓18g・熟地黄18g・炙黄芪18g・白芍18g・狗骨60g・鹿筋30g・桂圆肉25g・黑豆100g・黄酒适量・白酒5L

〔制　　法〕将诸药共研为粗末或切成薄片，加适量黄酒拌和，闷渍，待酒吸尽后，放入锅内蒸透，然后放进酒坛内，加入白酒密封浸泡30日后，取澄清液装瓶备用。

〔功能主治〕活血化瘀，理气止痛，补益肝肾，祛风除湿。用于跌打损伤、肿胀疼痛等症。

〔用法用量〕口服：每次服20～30ml，日服1～2次。

❗ 注意事项：阴虚火旺者忌服。

〔处方来源〕《治疗与保健药酒》

〔附　　记〕本方除了有止血行瘀，消肿止痛的药物外，还有黄芪、白术、龙眼肉等扶正药，所以适应于跌打损伤性虚证患者。

跌打风湿药酒Ⅰ

〔处　　方〕五加皮10g・红花8g・生地黄8g・当归8g・怀牛膝8g・栀子8g・泽兰8g・骨碎补18g・宽筋藤18g・千斤拔18g・枫荷桂18g・羊耳菊18g・海风藤18g・细辛6g・桂枝6g・陈皮6g・苍术6g・木香6g・莪术10g・甘草10g・九里香18g・过江龙18g・麻黄8g・白酒3L

〔制　　法〕将前23味捣为粗末或切成薄片，置容器中，加入白酒，密封，浸泡30日后，过滤去渣，即得。

〔功能主治〕祛风除湿，活血散瘀。用于跌打损伤、风湿骨痛、风寒湿痹、积瘀肿痛等。

〔用法用量〕口服：每次服15ml，日服2次。
外用：涂擦患处。

〔处方来源〕《药酒汇编》

〈处　　方〉参三七6g·炙乳香10g·骨碎补10g·刘寄奴10g·炙没药10g·土鳖虫10g·红花10g·川芎15g·当归尾15g·川续断15g·白酒1L

〈制　　法〉将诸药研成粗末或切成薄片，纱布袋装，置干净容器中，加入白酒浸泡。密封浸泡7日后取出药袋，压榨取液。将榨取液与药酒混合，静置，过滤装瓶备用。

〈功能主治〉活血化瘀，止痛消肿。用于跌打损伤、筋骨关节肿痛，或骨折、骨裂疼痛。

〈用法用量〉口服：每次服10～15ml，日服3次，空腹服。

❗ 注意事项：孕妇忌服。

〈处方来源〉《临床验方集》

〈处　　方〉当归10g·土鳖虫4g·生地黄8g·莪术8g·川芎8g·桃仁8g·刘寄奴8g·三棱8g·泽兰8g·泽泻8g·苏木6g·红花6g·赤芍12g·三七5g·白酒1L

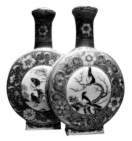

〈制　　法〉将上药捣碎或切成薄片，与白酒同置入容器中，密封浸泡10日以上。过滤后即可服用。

〈功能主治〉消积，散瘀，止痛。用于跌打撞伤、积瘀肿痛、闪挫腰痛、扭伤、关节痛。

〈用法用量〉口服：每次服10～15ml，每日早、晚各服1次。
外用：涂擦患处。

❗ 注意事项：孕妇忌服。体虚者宜选择其他药酒。

〈处方来源〉《药酒汇编》

〈附　　记〉本药酒活血祛瘀作用强，适用于跌打损伤瘀血严重之实证。

跌打药酒 II

〈处　　方〉破天菜15g・丢了棒15g・两面针12g・了哥王12g・山香12g・吹风散10g・桂枝8g・制草乌8g・九龙川8g・薄荷油5g・冰片3g・樟脑5g・白酒1L

〈制　　法〉将上药捣碎或切成薄片，与白酒同置入容器中，密封浸泡10日以上。过滤后即可使用。

〈功能主治〉祛风止痛，消炎。用于跌打扭伤、瘀血肿痛、风湿性关节炎、腰腿酸痛。

〈用法用量〉外用：擦患处，每日4～5次。

> ❗ 注意事项：伤口忌用，孕妇慎用。

（处方来源） 《新编中成药》

跌打酒 I

〈处　　方〉制川乌10g・制草乌10g・白芷20g・四块瓦20g・防己20g・见血飞30g・伸筋草30g・八爪金龙30g・透骨草30g・大血藤30g・徐长卿30g・水冬瓜根皮40g・四两藤15g・竹叶三七15g・高度白酒1.5L

〈制　　法〉将前14味共捣为粗末或切成薄片，置容器中，加入白酒，密封，浸泡7～10日后，过滤去渣，即成。

〈功能主治〉舒筋活血，化瘀止痛。用于跌打损伤、筋骨疼痛、肢体麻木、腰腿酸痛。

〈用法用量〉口服：每次服15～20ml，日服3次。

（处方来源） 《中国当代中医名人志》

跌打损伤酒 I

〈处　　方〉柴胡12g・当归12g・川芎12g・川续断6g・马钱子（制）6g・骨碎补（去毛）6g・黄芩6g・桃仁6g・五灵脂6g・赤芍6g・苏木6g・红花4g・三棱4g・乳香（醋制）3g・54°白酒1L

〈制　　法〉将前14味研为粗末或切成薄片，混匀，入布袋，置罐内，加入白酒，密封。浸泡30日，压榨过滤去渣，静置沉淀，取上清液分装瓶，备用。

〈功能主治〉舒筋活血，消肿止痛。用于跌打损伤、瘀血凝滞、肿痛不已、筋络不舒。

〈用法用量〉口服：每次服30～60ml，日服2次。

外用：涂擦患处。

〔处方来源〕 《中药制剂汇编》

跌打损伤酒 II

〈处　方〉当归30g · 生地30g · 薏苡仁15g · 骨碎补15g · 紫荆皮15g · 补骨脂15g · 十大功劳15g · 羌活12g · 桃仁12g · 莪术12g · 广木香12g · 杜仲24g · 川芎24g · 五加皮90g · 狗胫骨70g · 高粱酒10L

〈制　法〉将药物与高粱酒同置入容器中，封固，隔水煮3小时取出。7日后压榨过滤，使成9.5L，装瓶备用。

〈功能主治〉活血化瘀，祛风胜湿。用于跌打损伤后筋骨疼痛、日久不愈、不时发作。

〈用法用量〉口服：每晚睡前服15～30ml。

⚠ 注意事项：孕妇忌服；体质虚弱者亦应慎用。

〔处方来源〕 《临床验方集》

跌打损伤药酒

〈处　方〉当归30g · 生地30g · 五加皮30g · 破故纸25g · 紫荆皮25g · 十大功劳25g · 骨碎补25g · 薏苡仁25g · 广木香25g · 羌活25g · 莪术25g · 桃仁25g · 川芎25g · 杜仲25g · 狗骨（酥炙）72g · 白酒10L

〈制　法〉以好酒浸泡上述药物，容器封固，隔水加热约1.5小时，取出后静置数日，压榨过滤后，即可。

〈功能主治〉活血理气，强筋壮骨，祛风除湿。治跌打损伤所致的局部肿胀疼痛等症，此外，也适用于风湿性筋骨疼痛等症。

〔用法用量〕口服：每次25～50ml，每日2～3次。

〔处方来源〕清·《伤科汇纂》，《治疗与保健药酒》

〔附　　记〕该药酒行气活血，促进组织修复，用于软组织损伤有效，若遇出血、脱臼、骨折，则须先止血，整复固定，该酒仅作辅助治疗。

舒活酒

〔处　　方〕血竭30g·三七30g·麝香6g·樟脑20g·冰片20g·薄荷20g·红花30g·白酒1L

〔制　　法〕上药切片共溶于乙醇或白酒，密闭浸泡15日，即成。

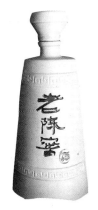

〔功能主治〕活血化瘀，消肿止痛，舒筋活络。广泛用于各种新旧闭合性跌打损伤。

〔用法用量〕①组织损伤严重，有内出血者，可用药棉浸透舒活酒敷患部，加压包扎。②陈旧性损伤，用舒活酒外擦并予以按摩，每日1～2次，每次5～10分钟。

〔处方来源〕《中成药研究》1979，（3）：13

舒筋活血药酒

〔处　　方〕老鹳草120g·红花50g·桂枝75g·牛膝75g·当归50g·赤芍50g·白糖500g·50°白酒4L

〔制　　法〕将前6味研成粗末或切成薄片，置容器中，加入白酒，密封，浸泡10～15日后，过滤去渣，加入白糖即成。

〔功能主治〕舒筋活血，健筋骨，通经活络。用于跌打损伤、风湿痹症、腰膝腿痛、风寒麻木。

〔用法用量〕口服：每次10～15ml。每日2～3次。

处方来源　《新编中成药》

蕲蛇风湿酒

〈处　　方〉蕲蛇（去头）100g・桑枝80g・熟地黄80g・淫羊藿80g・鲜侧柏叶80g・称钩风80g・鲜马尾松根（去粗皮）80g・白芍50g・当归50g・麻口皮子药50g・大血藤32g・石楠藤32g・桂枝32g・杜仲（盐水炒）16g・木瓜16g・川牛膝16g・甘草16g・狗脊（去毛）16g・川续断32g・白酒8L・蔗糖400g

〈制　　法〉先将蕲蛇加白酒1L浸泡6个月以上，滤过，桂枝提取挥发油，余桑枝等17味捣碎或切成薄片，置容器中，分2次加白酒浸泡，第1次密封，浸泡30日，第2次浸泡15日，合并浸液，滤过，加入上述滤液及挥发油，混匀，加取蔗糖制成糖浆，待温，加入混合液中搅匀，静置，滤过，贮瓶备用。

〈功能主治〉祛风除湿，通经活络。用于风湿痹痛、骨节疼痛、四肢麻木、屈伸不利、腰膝酸软、风湿性关节炎、腰肌劳损、跌打损伤后期等症。

〈用法用量〉口服：每次服15～30ml，日服2次。

处方来源　《药酒汇编》

〈附　　记〉本药酒适用范围广，疗效显著。坚持服用，中病即止。

橘子酒

〈处　　方〉橘子（炒去皮）60g・白酒400ml
〈制　　法〉上药研细备用。
〈功能主治〉活血，行气，止痛。用于跌扑腰痛、恶血蓄瘀、痛不可忍。

〔用法用量〕口服：每次3g，酒20ml调服。

〔处方来源〕 宋·《三因极—病证方论》

擦酒

〔处　　方〕制草乌（或乌头）100g·红根（或生南星，海芋）100g·姜黄50g·天文草（或血满草）50g·土三七（或七叶一枝花）50g·紫菀20g·八角枫20g·苏木20g·黄柏50g·山桅50g·茜草20g·百灵草30g·五香藤10g·毛茛30g·荜茇50g·雷公藤30g·青骨藤20g·四块瓦30g·韭菜根50g·乳没各10g·扁竹兰（或射干）20g·商陆10g·冰片10g·高度白酒5L

〔制　　法〕诸药磨成粗粉或切成薄片，用酒精浸泡10日后，滤过取酒，余渣加酒再泡，5日后滤过，2次药酒合并装瓶。

〔功能主治〕消肿止痛，舒筋活血。用于跌打劳损、风湿麻木、不明肿痛、毒虫咬蜇、龋齿牙痛等。

〔用法用量〕用纱布蘸酒或做成擦酒棉球，揉擦患处及附近有关穴位，每10~20分钟，每日1~2次，无名肿毒，毒虫咬蜇只涂擦不揉按，龋齿牙痛用一小棉球填塞。

〔处方来源〕 《新医学》1973，4（7）：371

〔附　　记〕①此酒含有不少剧毒药物，用于接触后要洗手，以免染食入口。②凡伤口创面勿涂此剂，以免吸收中毒。③龋齿牙痛用药时，以小棉球浸药扭干准确地填塞孔洞内，上下牙咬紧，疼痛消失后取出棉球。④此剂药味较多，组方如感困难时，仅选12味亦可以产生相当好的疗效，或只用草乌，南星，五香藤，紫菀、山桅也有疗效。⑤如有麝香加入少许，疗效更优。

第二节
扭闪挫伤用药酒

三七红花酒

〈处　　方〉三七10g・红花10g・乳香20g・没药20g・梅片5g・制川乌15g・制草乌15g・60°红高粱酒1L

〈制　　法〉上药切片，用红高粱酒浸泡10日以上。

〈功能主治〉温经活血。用于治急性踝关节扭伤。

〈用法用量〉外用：用棉球将药酒涂于患处，再用红外线灯直接照射20分钟，其间每隔5分钟涂药液一次。再以手法理筋整复。外敷自制新伤膏药。以大黄、黄柏、黄芩各20g，血竭、延胡索、白芷各10g。上药共为细末，再加麝香0.5g，用医用凡士林调成膏。将膏药摊于纱布上外敷，再用绷带包扎固定，隔日换药1次。并嘱患者行走时宜足平地行走，不能用足尖或足跟着力，夜间睡时适当抬高患足。

〈处方来源〉《四川中医》1998，（3）：41

〈附　　记〉有医院以本法治疗急性踝关节扭伤75例，治疗1次痊愈21例，2次痊愈39例，3次痊愈15例。

无敌药酒

〈处　　方〉黄芪50g・人参30g・菟丝子50g・熟地50g・制杜仲50g・续断50g・血竭40g・炙乳香30g・炙没药30g・桂枝30g・白酒5L

〈制　　法〉上药切片，用白酒浸泡7日而得。

〈功能主治〉补气养血，强筋健骨，祛风除湿，消肿止痛。用于治急性扭挫伤、风湿性关节炎、骨质增生。

〈用法用量〉口服：每次20～30ml，每日2～3次。

〈处方来源〉《中国民族民间医药杂志》1998，（31）：34

〈附　　记〉本药系王子荣老中医临床应用多年的经验方。

外用扭伤药酒Ⅱ

〔处　　方〕肉桂12g・红花12g・川乌18g・草乌18g・防风18g・木香18g・乳香18g・没药18g・台乌18g・木通18g・荆芥18g・苏梗30g・麻黄30g・白附子30g・伸筋草30g・舒筋草30g・海风藤30g・威灵仙30g・蔓荆子30g・土牛膝30g・当归25g・川芎25g・五加皮50g・白酒5L

〔制　　法〕将前23味切片或捣为粗末，置容器中，用白酒，分2次浸泡，第1次以淹过药面少许为度，7日后过滤；所剩白酒全部加入药渣内浸泡3日以上过滤，合并2次滤液混匀即成。在浸泡过程中，应密封，并随时振动，以加速药性释出。

〔功能主治〕活血散瘀，行气止痛。用于扭挫闪伤及跌打损伤。

〔用法用量〕外用：每取药酒适量擦患处，日擦3次。

❗ 注意事项：忌内服。

处方来源　《中药制剂汇编》

闪挫止痛酒Ⅱ

〔处　　方〕当归60g・川芎30g・红花30g・茜草20g・威灵仙20g・白酒1.5L

〔制　　法〕将前5味捣碎或切成薄片，置容器中，加入白酒，密封，浸泡7日后，过滤去渣，即成。

〔功能主治〕祛瘀消肿。用于闪挫伤，包括皮下组织、肌肉、肌腱、筋膜、关节囊、韧带（腱鞘、滑液囊、椎间盘纤维环、关节软骨盘）、血管、周围神经等组织，受伤后发生肿胀疼痛、功能活动障碍等现象。

〔用法用量〕口服：随时随量饮之，不醉为度。

外用：取药渣外敷伤处。

❗ 注意事项：有明显出血现象者不宜服用本药酒。

处方来源　清·《疑难急症简方》

地鳖红花酒

〈处　　方〉地鳖虫100g・红花100g・白酒2L

〈制　　法〉上药入白酒，以文火煎约30分钟，过滤去渣，备用。

〈功能主治〉活血通络，祛瘀止痛，续筋骨。用于急性腰扭伤。

〈用法用量〉口服：上剂分3份。每日1次，每次服1份。

〈处方来源〉《陕西中医》

红花酒煎

〈处　　方〉红花30g・栀子20g・桃仁20g・芒硝
60g・白酒1L

〈制　　法〉上药共研粗末或切成薄片，加白酒浸泡30
分钟许，微火煮10分钟，取其滤液。

〈功能主治〉活血祛瘀，消肿止痛。用于治疗关节
扭伤。

〈用法用量〉外用：将本品以纱布浸之湿敷，伤后24小时
内冷敷，一日4～6次，10日为1疗程。同时施以柔顺按摩
法，即采取与纤维方向平行的手法，由近端向远端或由远
端向近端理顺肌纤维，之后用石膏托、纸板或胶布、绷带
等外固定损伤关节，限制活动。

〈处方来源〉《实用中西医结合杂志》1996，9（4）：230

泽兰酒

〈处　　方〉泽兰30g・白薇30g・穿山甲30g・白酒1L

〈制　　法〉将前3味捣碎或切成薄片，置容器中，加入白酒，密封，
浸泡7天后，过滤去渣，即成。

〈功能主治〉活血通络。用于闪腰岔气。

〈用法用量〉口服：每次服30ml，每晚服1次，症重者，每日早、晚各
服1次。

❗ 注意事项：孕妇忌服。

〈处方来源〉《正骨经验汇萃》

韭菜酒

〈处　　方〉生韭菜或韭菜根30g・黄酒100ml

〈制　　法〉煮沸，或韭汁调酒。

〈功能主治〉行气活血。用于治急性闪挫性扭伤的气滞血阻、心痛及赤痢。

〈用法用量〉口服：趁热服之，每日1～2次。

〈处方来源〉清・《寿世青编》

〈附　　记〉韭菜之名始见于《诗经》，性味辛温，有温中，行气，散血，解毒之功，能治胸痹、痢疾、跌打损伤等症，亦治吐血、衄血、尿血，故可作食治。

参胡杜仲酒

〈处　　方〉党参30g・延胡索30g・木香30g・肉桂30g・制杜仲30g・丑牛（牵牛子）30g・小茴香20g・白酒2L。

〈制　　法〉将前7味共研细末或切片，加白酒密封浸泡7日即可。

〈功能主治〉益气温经，理气止痛。用于挫、扭伤筋不能屈伸。

〈用法用量〉口服：每次10ml，日服3次。

外用：揉擦患处半小时，日揉擦2次。

〈处方来源〉《医学文选・祖传秘方验方集》

桂枝当归酒

〈处　　方〉桂枝15g・当归10g・川芎10g・红花10g・透骨草30g・75%乙醇300ml

〈制　　法〉将以上诸药切片，放入酒精内浸泡7天后备用。

〈功能主治〉活血温经，消瘀止痛。用于治急性扭挫伤。

〈用法用量〉外用：用棉球蘸酒浸液，搓洗患处，每日4～6次。

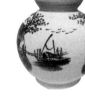

〈处方来源〉《河南中医》1989，（3）：34

跌打风湿药酒Ⅱ

〈处　　方〉勒党根45g • 小棵蔷薇根45g • 山花椒根24g • 三花酒（50°白酒）1L

〈制　　法〉将前3味切碎，置容器中，加入三花酒，密封，浸泡15日后，过滤去渣，即成。

〈功能主治〉散风祛湿，活血止痛。用于急性扭挫伤及风湿性关节炎、腰肌劳损。

〈用法用量〉口服：急性扭挫伤，首次服100ml，以后为每次服50ml，日服2次。余为每晚临睡时服100ml，或每服50ml，日服2次。20日为1个疗程。
外用：服药同时适量药酒外擦患处，日擦3次。

处方来源　《中药制剂汇编》

〈附　　记〉病重者可连续服用1~2个疗程。若服药酒过程中，出现咽喉炽热，停药酒几日后，可继续服用。

跌打酒Ⅱ

〈处　　方〉血竭15g • 乳香15g • 没药15g • 川续断15g • 骨碎补15g • 苏木15g • 自然铜（醋煅）15g • 猴骨（酒炙）15g • 琥珀12g • 牛膝12g • 赤芍12g • 三棱12g • 莪术12g • 桃仁12g • 参三七12g • 桂枝9g • 川芎8g • 独活8g • 羌活8g • 细辛6g • 制半夏8g • 儿茶8g • 防风25g • 白芷25g • 当归尾25g • 片姜黄30g • 泽兰30g • 刘寄奴30g • 降香10g • 红花40g • 川军45g • 山栀45g • 土鳖虫45g • 川破石45g • 了丢竹30g • 两面针（去内衣）30g • 鸡骨香30g • 一包针15g • 金耳环15g（川破石以下6味为地方药）• 三花酒8L

〈制　　法〉将前39味捣碎或切成薄片，置于酒坛（或大玻璃瓶内）内，入三花酒5L，浸润3日后，再加入三花酒10L，密封，浸泡3个月后，过滤去渣，即成。

〈功能主治〉行郁活血，消肿定痛。用于跌扑扭闪伤筋肿痛。

〈用法用量〉口服：每次服15~25ml，日服2~3次，全日量不超过60ml。
外用：取药酒加温后，涂擦伤部，每日擦3~4次。

〖处方来源〗 《正骨经验汇萃》

舒筋活血水

〈处　　方〉透骨草90g・制川乌90g・乳香20g・没药20g・红花60g・秦艽60g・钩藤60g・川椒60g・防风45g・补骨脂45g・60%乙醇（酒精）3L

〈制　　法〉将前10味研为粗末或切成薄片，置容器中，加入60%乙醇泡72小时，每天搅拌1~2小时，滤出浸液，药渣再加60%乙醇，如此3次。再将3次药液混合，静置24小时，过滤，分装瓶备用。

〈功能主治〉舒筋活血，温经通络，消肿止痛。用于四肢关节扭挫伤、骨折、脱位后期关节疼痛、活动不利，以及各种劳损、筋膜炎引起的局部肿痛及软组织损伤、风湿痹痛等症。

〈用法用量〉外用：每次用此药水反复涂擦患处，每日2~3次。慢性先用热敷，再擦药水，可提高疗效。

〖处方来源〗 《百病中医熏洗熨擦疗法》

〈附　　记〉本方适用范围广，临床用于上述各症，确有较好的疗效，而且配制使用方便，是为伤科一首外治良方。

舒筋药酒

〈处　　方〉草乌40g・半夏40g・南星40g・川乌40g・大黄40g・独活40g・川椒40g・栀子40g・木瓜40g・羌活40g・路路通40g・樟脑40g・蒲黄30g・苏木30g・樟木30g・红花20g・赤芍20g・60%乙醇6L（留少量溶解樟脑）

〈制　　法〉将前17味，除樟脑外，粉碎成粗粉，混匀，用60%乙醇，密封，浸渍48小时后，按渗滤法进行渗滤（每分钟3ml），收集滤液；再将樟脑用少量60%乙醇溶解，与渗滤液混匀，滤过即得。以20ml瓶分装。

〈功能主治〉舒筋活络，祛风息痛。用于扭伤、劳累损伤、筋骨酸痛等症。

〈用法用量〉外用：取此药酒涂擦伤处，或先热敷后再擦，每日3次。

> ❗ 注意事项：外用药切勿入口。避光保存。

〈处方来源〉《山东省药品标准》（中成药部分）

第三节
骨折、脱臼用药酒

二乌透骨酒

〈处　方〉川乌20g・草乌20g・透骨草20g・伸筋草20g・祁艾叶20g・山柰20g・西红花10g・桃仁10g・冰片（或樟脑）10g・细辛10g・桂枝10g・乳香40g・95％乙醇2.5L

〈制　法〉将前12味各研为粗末，混匀，置容器中，加入95％乙醇，密封，经常摇动，浸泡15～30日后，过滤去渣，贮瓶备用。

〈功能主治〉祛风除湿，活血散瘀，消肿止痛。用于骨折延期愈合、踝、跟骨骨质增生、关节损伤后遗症、腱膜炎及关节肿痛等症。

〈用法用量〉外用：每取药酊20ml，加开水冲成200ml药液，趁热熏洗患处，或用毛巾浸透热敷患处，每日早、晚各1次。或涂擦患处，每日涂擦数次。

〈处方来源〉《百病中医熏洗熨擦疗法》

七叶红花酒

〈处　方〉七星草100g・叶下花100g・小黑牛50g・岩芋50g・红花20g・苏木25g・紫荆皮25g・伸筋草20g・自然铜50g・雪上一枝蒿25g・马钱子50g・丹皮25g・大黄25g・栀子50g・木瓜50g・血竭10g・牛膝20g・杜仲

25g • 冰片（后下）酌量75％乙醇5L

〈制　　法〉将以上中草药粗研或切片后装入瓷器内密封浸泡在5L 75％乙醇内，每日摇荡，搅拌一次，15日即可使用，使用时加冰片2g。

〈功能主治〉化瘀止痛，续筋接骨，祛风除湿。用于治骨折脱臼、跌打损伤、风湿性关节疼痛。

〈用法用量〉外用：外擦患处，每日四五次。

❗ 注意事项：剧毒，严禁口服。

处方来源　《中国民族民间医药杂志》1998，（5）：21

三角枫酒

〈处　　方〉三角枫（即《中药大辞典》三帖风）60g • 白酒500ml
〈制　　法〉切碎后浸泡7～10日后服用。
〈功能主治〉活血通经止痛。用于骨折、跌打损伤。
〈用法用量〉口服：每次10～20ml，每日3次。

处方来源　《陕甘宁青中草药选》

少林五香酒

〈处　　方〉丁香6g • 木香6g • 乳香6g • 檀香6g • 小茴香6g • 当归30g • 川芎24g • 苏木24g • 牛膝24g • 红花15g • 白酒500ml

〈制　　法〉将上药切碎，与白酒同置入容器中，密封浸泡10日后再深埋入地下1个月即成。

〈功能主治〉活血祛瘀，通络止痛。用于外伤后红肿、骨折脱位、闪腰岔气。

〈用法用量〉外用：用药酒少许外擦患处。

❗ 注意事项：孕妇忌服。

处方来源　《少林寺伤科秘方》

风伤药酒

〈处　　方〉蚤休45g・姜黄45g・山栀45g・土黄柏45g・驳骨丹45g・茜叶18g・射干18g・云实根18g・百两金18g・阿利藤9g・商陆9g・蛇芍30g・四块瓦30g・星宿叶30g・毛茛30g・紫菀90g・冰片4.5g・75%乙醇2L

〈制　　法〉将前17味共研细末，置容器中，加入75%乙醇1L，密封浸泡2次，第1次浸泡10日后，过滤取液；第2次（药渣）再加75%乙醇1L浸泡2日后，过滤，弃渣。2次浸液合并，混匀，装瓶备用。

〈功能主治〉祛风湿，健骨。用于促进骨折的愈合及功能的恢复。

〈用法用量〉外用：外擦患处，日3次，连用1周。

　　处方来源　　《中药制剂汇编》

壮筋补血酒

〈处　　方〉当归90g・枸杞子90g・制杜仲60g・三七60g・熟地黄60g・狗骨120g・五加皮60g・黄芪45g・何首乌30g・羌活30g・白人参30g・独活30g・西红花9g・冰糖500g・高粱酒5L

〈制　　法〉将上药捣碎或切成薄片，与高粱酒同置入容器中，密封浸泡15日以上，加入冰糖溶化后即可服用。

〈功能主治〉养血舒筋，补肾壮骨，祛风除湿。用于骨折、脱位整复后，筋骨虚弱无力。

〈用法用量〉口服：每次服30ml，每日中午、晚上各服1次。

> ❗ 注意事项：孕妇忌服。

　　处方来源　　《林如高正骨经验》

茴香丁酒

〈处　　方〉茴香15g・丁香15g・樟脑15g・红花15g・白酒300ml

〈制　　法〉把药物浸于酒中，1星期后取汁使用。

〈功能主治〉散寒，活血，化湿。用于治疗骨折后期局部肿胀。

〈用法用量〉外用：用棉球沾药汁涂于伤处，以红外线治疗灯照射距离

20~30cm，每日1次，每次20分钟，7次为1疗程。

〈处方来源〉　《中国骨伤》1997，（1）：56

〈附　　记〉　有单位治疗四肢骨折愈合期肢端肿胀105例，结果治愈率
100%。

骨伤药酒

〈处　　方〉　丹参30g・当归20g・乳香10g・没
药10g・刘寄奴30g・延胡索
20g・血竭10g・路路通30g・透
骨草30g・牡丹皮10g・桃仁
10g・红花10g・泽兰20g・川
乌20g・草乌20g・地龙10g・姜黄
20g・木瓜30g・赤芍20g・青皮10g・陈皮10g・马钱子
10g・王不留行30g・白酒3L

〈制　　法〉　上药洗净炒干切片，加酒1L搅匀加盖再煮30分钟，取出按
药量与酒量1：2的比例浸酒，酒吸干后适当加入，泡2～3
星期。

〈功能主治〉　活血祛瘀，行气通络，消肿止痛。用于骨伤科瘀血肿痛
实证。

〈用法用量〉　外擦：将药酒加热后直接外擦患处，每日3次，每次15分
钟，7日为1疗程，一般用药1～2个疗程。湿热外敷，将
药酒100～150ml煮热敷于患处，每日2次，每次15分钟，
7日为1疗程，一般用药1～2个疗程。

〈处方来源〉　《广西中医药》1995，（1）：28

接骨至神酒

〈处　　方〉　羊踯躅（炒黄）9g・红花9g・大黄9g・当归9g・赤芍
9g・牡丹皮6g・生地15g・地鳖虫（捣碎连汁）10个・土
虱（捣碎）30个・自然铜末（后下）3g・黄酒500ml

〈制　　法〉　将前9味捣烂或切成薄片，入黄酒同煎，然后入自然铜末

调服之。

〈功能主治〉续筋接骨。用于跌打损伤、手足断折。

〈用法用量〉口服：手术接合后，1次顿服之。

〈处方来源〉　《串雅内编》

接骨草酒

〈处　方〉接骨草叶500g · 白酒（或乙醇）1.5L

〈制　法〉制法有二：一为将上药捣烂，加少许乙醇炒略带黄色，然后加水，用文火熬6～8小时，搓挤出药汁过滤，配制成45%乙醇浓度的药酒500ml。二为将上药洗净，切碎，加水（超过药面）煎煮（第1次2小时，第2次1.5小时），合并药液，过滤，浓缩成适量。药液中加入95%乙醇，使乙醇度为50°～60°，药浓度为1∶1或1∶2，放置24小时过滤即可。

〈功能主治〉接骨续筋。用于骨折愈合。

〈用法用量〉外用：先手法复位，然后用此酒湿敷于（纱布浸透）骨折部位皮肤。外用小夹板固定，必要时加牵引。每日将此药酒滴入夹板下之纱布（成人50ml、儿童30ml），每日滴1～2次。

〈处方来源〉　《中药制剂汇编》

新伤药酒

〈处　方〉黄芩50g · 生大黄40g · 血通40g · 三棱25g · 莪术25g · 黄柏20g · 白芷20g · 羌活20g · 独活20g · 川芎20g · 红花20g · 延胡索10g · 45%乙醇适量

〈制　法〉将诸药研成粗粉，分装入若干个纱布袋内，放入酒坛内，每50g药粉加45%乙醇500ml，密封浸泡，每周翻动药袋1次，30日后即成。

〈功能主治〉散瘀，退热，消肿，止痛。用于各种闭合性骨折、脱位和软组织损伤初期有肿痛瘀血者。

〈用法用量〉外用：将药水浸于棉花或纱布上敷患处，每日换药数次。

处方来源 《实用伤科中药与方剂》

整骨麻药酒

〈处　　方〉制草乌100g・当归80g・白芷80g・白酒2L

〈制　　法〉将前3味共研细末，备用。

〈功能主治〉麻醉止痛，活血消肿。用于跌打损伤、骨折、脱臼、红肿疼痛、整骨复位疼痛难忍。

〈用法用量〉口服：每取药末2g，用白酒50ml，共入瓷杯中，煮沸，侯温服之。

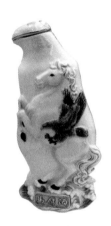

处方来源 明・《证治准绳》

第四节
软组织损伤用药酒

土鳖虫酒

〈处　　方〉土鳖虫七个・白酒100ml

〈制　　法〉先将土鳖虫焙干，白酒泡浸一昼夜后，去土鳖虫渣。

〈功能主治〉活血化瘀，消肿止痛。用于闪腰挫伤。

〈用法用量〉口服：上酒分作3份内服，一日3次。

处方来源 《河北中医》1984，（3）：29

〈附　　记〉土鳖虫始载于《本经》，具有破坚逐瘀，疗伤止痛的功效，故入酒能治闪挫。

火黄酒

〈处　　方〉生大黄30g · 川红花30g · 延胡索30g · 白酒1L

〈制　　法〉将前3味共为粗末或切成薄片，置容器中，加入白酒，密封，浸泡14日后，过滤去渣，即成。

〈功能主治〉活血化瘀，理气止痛。用于软组织损伤、扭挫伤及跌打损伤。

〈用法用量〉口服：每次服30～50ml，日服2次。再以药渣炒热，外敷患处，外以纱布包扎固定。

〈处方来源〉《中国药酒配方大全》

〈附　　记〉临床应用，一般常配用伤痛灵擦剂（方药如上）外治。内外并治，效果尤著。

闪挫止痛药酒

〈处　　方〉元胡30g · 当归12g · 制乳香10g · 制没药10g · 三七8g · 川芎8g · 红花5g · 茜草5g · 威灵仙5g · 白酒1L

〈制　　法〉将诸药研为粗末或切成薄片，放入瓷器中，加入白酒200ml煎至100ml，去渣备用。

〈功能主治〉活血化瘀，通络止痛。用于因动作过猛或受外力直接作用而致软组织损伤、局部肿胀、瘀血疼痛、功能活动受限等症。

〈用法用量〉口服：每次服30～50ml，或随量而饮；药酒渣外用敷患处。

⚠ 注意事项：有明显出血者忌服。

〈处方来源〉《临床验方集》

伤痛灵擦剂I

〈处　　方〉参三七70g · 当归尾70g · 三棱70g · 红花120g · 樟脑120g · 制川乌50g · 制草乌50g · 五加皮50g · 木瓜50g · 牛膝50g · 六轴子20g · 70%乙醇6L

〈制　　法〉将前11味捣为粗末或切成薄片，置容器中，加入70%乙醇，密封，浸泡7日后即可取用。

〔功能主治〕祛风除湿，活血化瘀，理气止痛。用于急性软组织损伤、慢性损伤急性发作。

〔用法用量〕外用：用消毒药棉球蘸此药酒涂擦伤处，每日涂擦2～3次。

〔处方来源〕《百病中医熏洗熨擦疗法》

伤痛灵搽剂Ⅱ

〔处　　方〕三棱15g · 莪术15g · 三七15g · 红花15g · 制草乌15g · 透骨草15g · 血竭6g · 生大黄6g（急性用9g）· 栀子（急性用9g）6g · 白芷12g · 冰片3g · 白酒1L

〔制　　法〕将前11味烘干，共研细末，备用。

〔功能主治〕活血化瘀，消肿止痛。用于急慢性软组织损伤、网球肘、纤维组织炎及陈旧性踝、腕关节扭挫伤。

〔用法用量〕外用：每取药末适量，用白酒调成稀糊膏状，外涂擦患部，每日涂擦3次。药层干后洒白酒，保持湿润，促使药力透入。

〔处方来源〕《百病中医熏洗熨擦疗法》

〔附　　记〕验之临床，用于上述各症，皆有良效，尤以软组织损伤，扭挫伤效果更佳。通常用药急性3～7日，慢性7～10日均痊愈或显效。

赤芍当归酒

〔处　　方〕赤芍40g · 当归25g · 生地25g · 泽泻25g · 泽兰25g · 川芎25g · 桃仁25g · 莪术20g · 刘寄奴25g · 三棱25g · 红花20g · 苏木20g · 土鳖虫12g · 三七3g · 50°白酒3L

〔制　　法〕上药切片后置于坛中，用50°白酒浸泡约2星期后，过滤去渣，取出澄清液，备用。

〔功能主治〕活血化瘀，消肿止痛，舒经活络。用于治疗软组织损伤。

〔用法用量〕外用：将配好的药酒蘸少许涂于按摩之部位，根据伤情及患者体质，循经取穴，灵活选用不同手法，反复推拿。

〈处方来源〉 《按摩与导引》1997，（2）：44

肿痛灵药酒

〈处　　方〉透骨草30g・乳香15g・没药15g・泽兰15g・艾叶15g・60°白酒500ml

〈制　　法〉上药切片或捣乱，浸于白酒中，浸泡2、3日，贮药液备用。

〈功能主治〉行血消肿，温经通络。用于治软组织损伤。

〈用法用量〉外用：用时取大小适宜的敷料浸透药液，贴敷于患处，外用绷带包扎，并用热水袋热敷受伤局部，每日更换1次，7日为1疗程。皮肤破损者伤口愈合后再行此法。

〈处方来源〉 《新中医》1996，（7）：47

建曲酒

〈处　　方〉建曲100g・黄酒200g・白酒200ml

〈制　　法〉以3味共合一处，泡2小时即可。

〈功能主治〉消肿定痛。用于急性腰扭伤。

〈用法用量〉口服：每日1次，每次50ml，也可依自己酒量饮用。

〈处方来源〉 《山东中医学院学报》1981，（2）：39

〈附　　记〉建曲常用于消化不良症，用治腰痛者甚少，查李时珍《本草纲目》有"闪挫腰痛者，煅过淬酒温服有效"的记载。

神曲酒

〈处　　方〉神曲500g・白酒500ml

〈制　　法〉陈久神曲一大块，烧通红，淬老酒，去神曲。

〈功能主治〉活血，消肿，止痛。用于治挫闪腰痛、不能转侧。

〈用法用量〉口服：服后仰卧片刻，见效再服。

〈处方来源〉 明・《普济方》

栀皇酒

〈处　　方〉栀子60g・大黄30g・乳香30g・没药30g・雪上一枝蒿
30g・樟脑饼1个（约7g）・白酒400ml

〈制　　法〉将上药切片，装入瓶内，加白酒适量（以淹没药物为度）
浸泡2星期，密闭。

〈功能主治〉活血化瘀，消肿止痛。用于治疗各种闭合性软组织损伤、
挫伤、撞伤、无名肿毒、肋间神经痛。

〈用法用量〉外用：以软组织损伤的范围、疼痛面积的大小，剪相应大
小的敷料块浸入药液，拧成半干，敷于患处，再盖以敷
料，用胶布固定，24小时换药一次，轻者1～2帖愈。重者
2～4次即愈，用4次以上无效者则停用。

⊘ 注意事项：禁内服，孕妇慎用。

处方来源　《四川中医》1986，（6）：21

骨科渗透液

〈处　　方〉南红花75g・川椒75g・制草乌
75g・制川乌75g・当归尾75g・五
加皮75g・鲜生姜75g・嫩桂枝
75g・自然铜100g・苍术100g・马
钱子100g・北细辛50g・生麻黄
50g・炙乌蛇25g・淡全蝎25g・75%乙醇6L

〈制　　法〉将前15味共为粗末，置容器中，加入75%乙醇，密封，浸
泡2周，过滤取汁（药：酒=1：5），备用。

〈功能主治〉活血软坚，祛寒止痛。用于陈旧性软组织损伤、髌骨软
化、骨质增生。

〈用法用量〉外用：先将患处作湿热敷20分钟后，再将纱布用渗透液浸
湿敷患处，上盖塑料布，用棉垫包好保温，待凉后取下。
日敷1～2次。

⊘ 注意事项：孕妇及患有皮肤过敏性病者慎用。

处方来源　《北京中医学院东直门医院协定处方》

骨科搽剂

〈处　　方〉闹羊花50g · 五加皮50g · 制川乌50g · 生南星50g · 南红花50g · 北细辛50g · 樟脑50g · 辣椒酊100ml · 50%乙醇3L

〈制　　法〉将前7味捣为粗粉或切成薄片，置容器中，加入50%乙醇和辣椒酊，密封，浸泡15天后，过滤去渣，即成。

〈功能主治〉祛风散寒，活血止痛。用于软组织损伤。

〈用法用量〉外用：用脱脂棉或布蘸药酒揉擦伤处，擦至皮肤发热。每日涂擦1~2次。

> ❗ 注意事项：忌内服。凡有皮肤破损者禁用。

> 〈处方来源〉《北京中医学院东直门医院协定处方》

寄奴酒

〈处　　方〉刘寄奴60g · 骨碎补60g · 延胡索60g · 白酒1L

〈制　　法〉将上药切成小块，与白酒同置入容器中，密封浸泡10日以上即成。

〈功能主治〉消肿定痛，止血续筋。用于跌打挫痛、瘀血肿痛。

〈用法用量〉口服：每日早、晚各服1次，每次服10~15ml。

> ❗ 注意事项：孕妇忌服。

> 〈处方来源〉《民间秘方治百病》

舒筋活络酒Ⅱ

〈处　　方〉生大黄60g · 生半夏50g · 当归60g · 川芎60g · 白芷60g · 红花50g · 姜黄50g · 山栀40g · 三七30g · 陈皮40g · 樟脑20g · 50°三花米酒6L

〈制　　法〉上药碾成粗粉或切成薄片，置50°三花米酒内浸泡1个月。

〈功能主治〉消肿止痛。用于急性软组织损伤。

〈用法用量〉外用：用时以药棉蘸取药液涂擦患处，每日3次，8日为1疗程。

〈处方来源〉《广西中医药》1998,（4）：32

〈附　　记〉该药酒源于民间验方，有医院以本酒治疗急性软组织损伤
151例，治疗结果痊愈91例，有效55例，总有效率96.7%。

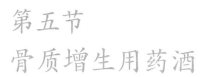

樟脑麝香酒

〈处　　方〉樟脑10g·红花10g·生地10g·血竭10g·三七3g·薄
荷3g·冰片0.2g·麝香0.2g·60°白酒500ml

〈制　　法〉先将红花、生地、三七、薄荷共研为粗末或切成薄片，纱
布袋装，白酒浸泡。7日后取出药袋，压榨取液，半榨取
液与药酒混合，再过滤。滤液中再加入樟脑、冰片、麝
香，搅拌均匀，密封容器，每日振荡1次，3日后启封使用。

〈功能主治〉活血化瘀，消肿止痛。用于骨关节扭伤、软组织损伤。

〈用法用量〉外用：反复以手指蘸少许药酒涂擦患处及其周围，并选用
抚摩、推搓、揉擦、按压、弹拨、拍打、扳牵等手法。每
日1次，每次15～20分钟，10次为1个疗程。

〈处方来源〉《药酒汇编》

第五节
骨质增生用药酒

二乌骨刺酒

〈处　　方〉制川乌50g·制草乌50g·制附子50g·桂枝50g·川芎
50g·炒白芍50g·木瓜50g·当归75g·川红花75g·透
骨草60g·炮山甲30g·元胡70g·蜈蚣10条·土鳖虫
20g·甘草10g·55°白酒7L

〈制　　法〉将前15味共为粗末或切成薄片，入布袋，置容器中，加入
白酒，密封，隔日振摇1次，浸泡15日后即可取用。服10
日添酒满数，7日后过滤去渣。

〈功能主治〉温经化湿，理气活血，搜风通络，缓急止痛。用于各部位

骨质增生。

〈用法用量〉口服：每次服5～15ml。先从小剂量开始服，渐加至15ml，不可过剂。日服2次。病在下部于食前服，上部食后服。

外用：先取本药酒50ml，食醋50ml，冲入开水2～2.5L，趁热先熏后洗再浸泡患处，每次30分钟，每日1～2次，洗后再用此药酒揉擦患部15分钟。10日为1个疗程。

⚠ 注意事项：孕妇忌服。

处方来源 《中国药酒配方大全》

苁蓉骨刺酒

〈处　　方〉肉苁蓉20g・秦艽15g・淫羊藿15g・狗脊15g・骨碎补15g・熟地黄15g・桑寄生10g・三七10g・威灵仙10g・制附片10g・白酒1L

〈制　　法〉将上药共研为粗粉或切成薄片，纱布袋装，扎口，白酒浸泡。14日后取出药袋，压榨取液。将榨取液与药酒混合，静置，过滤后即可服用。

〈功能主治〉补肝肾，强筋骨，祛风湿。用于骨质增生症、局部关节疼痛、转侧不利。

〈用法用量〉口服：每次服20ml，日服2次。

⚠ 注意事项：胃溃疡患者忌服。

处方来源 《民间百病良方》

抗骨质增生酒

〈处　　方〉骨碎补30g・淫羊藿30g・鸡血藤30g・肉苁蓉20g・狗脊20g・女贞子20g・熟地黄20g・牛膝20g・莱菔子10g・白酒2L

〈制　　法〉将上药共研为粗末或切成薄片，纱布袋装，扎口，置容器中，白酒浸泡。14日后取出药袋，压榨取液，将榨取液与药酒混合，静置，过滤后即得。

〈功能主治〉补骨强筋骨，活血止痛。用于增生性脊椎炎、颈椎综合症、骨刺等骨质增生症。

〈用法用量〉口服：每次服10～20ml，日服2次。

〈处方来源〉《中成药手册》

〈附　　记〉屡用有效，久服效佳。

抗骨刺酒

〈处　　方〉伸筋草15g・透骨草15g・制杜仲15g・桑寄生15g・赤芍15g・海带15g・落得打15g・追地风9g・千年健9g・防己9g・秦艽9g・茯苓9g・黄芪9g・党参9g・白术9g・陈皮9g・佛手9g・牛膝9g・红花9g・川芎9g・当归9g・枸杞子6g・细辛3g・甘草3g・白酒2L

〈制　　法〉上药切片，加入白酒中浸泡15天，去渣留汁饮用。

〈功能主治〉益肾健脾，活血行气，祛风湿。用于治疗骨质增生症。

〈用法用量〉口服：每次服10ml，每日服3次，1L为1疗程。

〈处方来源〉《上海中医药杂志》1989，（9）：24

〈附　　记〉有医院以本酒治疗骨质增生症31例，结果显效4例。骨质增生症状得到控制，恢复原工种工作，有效21例。临床症状改善，参加正常工作。无效5例。服本酒1疗程，症状无改善。总有效率83.9%。治疗时间最短1个月，最长8个月，平均2.5月。

细辛蜈蚣酒

〈处　　方〉细辛12g・蜈蚣10g・乳香20g・没药20g・红花12g・桂枝20g・樟脑100g・50°白酒2L・米醋1L

〈制　　法〉将细辛、蜈蚣等7味中药放入容器中，加上50°白酒浸1个月，过滤取汁即成。从其中取200ml加入米醋100ml调匀，置瓶内备用。

〈功能主治〉温经活血止痛。用于治疗骨质增生。

〈用法用量〉取中药威灵仙30g、红花10g、乳香30g、没药30g、血竭30g、黑胡椒30g。将上药共为细末，过筛备用。根据患病部位，取5~7g药末，用加醋药酒搅拌成膏敷于患处，其上用塑料薄膜覆盖，再贴上胶布，最后用绷带包裹固定。每日1次，每次3小时，10日为1疗程。皮肤病患者，过敏体质者及孕妇禁用。敷药后局部红、痒、热为正常，甚者可用淡盐水擦洗或缩短敷药时间。

〈处方来源〉《中医外治杂志》1999，（5）：34

〈附　记〉有医院以本法治疗骨质增生65例，治愈16例，基本治愈39例，好转8例，总有效率96.93%。

骨质增生酒

〈处　方〉岩马桑30g・钩藤根30g・四块瓦30g・见血飞30g・野荞麦40g・威灵仙根40g・五香血藤40g・鹿衔草40g・凤仙花根40g・地龙40g・土鳖虫40g・水冬瓜根皮60g・淫羊藿60g・川红花20g・青藤香20g・三七20g・55°白酒5L

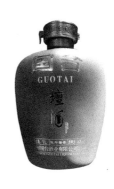

〈制　法〉将前16味洗净，切碎，置容器中，加入白酒，密封，浸泡7~10日后即可取用。

〈功能主治〉舒筋活络，散瘀止痛。用于增生性或肥大性关节炎。

〈用法用量〉口服：每次服15~20ml，日服3次。

〈处方来源〉《百病中医膏散疗法》

骨刺酒

〈处　方〉制川乌10g・制草乌10g・桂枝10g・菊花10g・甘草10g・冰糖90g・白酒500ml

〈制　法〉将上药与白酒同置入容器中，密封浸泡（夏天7日后，冬天10日）7~10日后即可服用。

〈功能主治〉温经止痛。用于骨刺（骨质增生）及疼痛。

〔用法用量〕 口服：每晚临睡前服15ml，最多不要超过25ml。腰椎骨刺加杜仲10g，足跟骨刺加牛膝10g。

〔处方来源〕 《肘后积余集》

〔附　　记〕 本药酒中二乌有毒性，服用时要严格控制用量。

复方当归酒

〔处　　方〕 川红花60g · 制何首乌60g · 当归80g · 小血藤80g · 白酒3L

〔制　　法〕 将药材饮片加白酒，按冷浸法浸渍10日后，即得。

〔功能主治〕 活血化瘀，镇痛。用于骨质增生所致的疼痛。

〔用法用量〕 口服：每次服10ml，最大剂量不能超过20ml，每日早、晚各服1次。

〔处方来源〕 《中药制剂汇编》

复方威灵仙药酒

〔处　　方〕 威灵仙50g · 淫羊藿50g · 五加皮50g · 狗脊50g · 防风40g · 骨碎补50g · 五味子30g · 白芍30g · 土鳖虫30g · 地黄50g · 枸杞子50g · 紫石英50g · 白酒6L

〔制　　法〕 上药切成薄片，浸入白酒，密闭浸泡1个月。

〔功能主治〕 祛风散寒除湿，通经散瘀，补肝肾。用于治疗骨质增生。

〔用法用量〕 口服：每次30ml，每日服2~3次，3个月为1个疗程。

〔处方来源〕 《中国中医药信息杂志》1996，6（3）：40

〔附　　记〕 有医院以本酒治疗骨质增生185例，结果显效114例，有效67例，总有效率为97.8%。

消赘药酒

〔处　　方〕 当归10g · 川椒10g · 红花10g · 续断15g · 防风15g · 乳香15g · 没药15g · 生草乌15g · 海桐皮20g · 荆芥20g · 透骨草30g · 樟树根50g · 白酒2.5L

〈制　　法〉将上药共研为粗粉或切成薄片，纱布袋装，扎口，白酒浸泡。14日后取出药袋，压榨取液，将榨取液与药酒混合，静置，过滤，即得。

〈功能主治〉祛风除湿，消赘止痛。用于骨刺及局部关节疼痛、转侧不利等。

〈用法用量〉外用：每次用双层纱布浸渍药酒后湿敷患处，每日或隔日1次，并外加红外线照射，每次40分钟。10次为1个疗程。

❗ 注意事项：不能内服，只能外用。

处方来源　《药酒汇编》

益肾补骨酒

〈处　　方〉骨碎补25g · 熟地黄25g · 制首乌25g · 党参25g · 当归20g · 川续断20g · 自然铜（煅）15g · 白酒1.5L

〈制　　法〉将上药共研为粗末或切成薄片，纱布袋装，扎口，置容器中，白酒浸泡。7日后取出药袋，压榨取液。将榨取液与药酒混合，静置，过滤后即可服用。

〈功能主治〉补肝肾，益气血，壮筋骨。用于腰椎退行性变、腰肌劳损、骨折中后期，也可用于颈椎病、软组织损伤、慢性风湿性关节炎等。

〈用法用量〉口服：每次服10~15ml，日服3次。

处方来源　《临床验方集》

强骨灵

〈处　　方〉熟地30g · 骨碎补30g · 淫羊藿20g · 肉苁蓉20g · 鹿衔草20g · 鸡血藤20g · 莱菔子20g · 延胡索20g · 白酒2L

〈制　　法〉将上药切碎，加白酒，密闭浸渍，每日搅拌1~2次，1星期后，每星期搅拌1次，共浸渍30日，取上清液，压榨药渣，榨出液与上清液合并，加适量白糖，密封14日以上，滤清液装瓶即得。

〈功能主治〉通经活血，补骨理气镇痛。用于治疗增生性膝关节痛。

〈用法用量〉口服：每次10ml，每日2次。连续服用2～4个疗程，每个疗程15日。

〈处方来源〉《安徽中医临床杂志》1998，（4）：214

〈附　　记〉有医院以本品治疗因膝关节骨质增生引起疼痛120例，治疗4个疗程，治愈31例，显效57例，好转29例，总有效率97.5%。

增生风湿药酒

〈处　　方〉白花蛇10g · 肉桂10g · 川乌10g · 钩藤10g · 千年健10g · 甘草10g · 炮姜10g · 木香10g · 钻地风10g · 丁香8g · 葛根8g · 羌活8g · 独活8g · 红糖100g · 白酒1.5L

〈制　　法〉上药切片，装入纱袋，放入坛子，加白酒、红糖，以小火炖至余液500ml即可。

〈功能主治〉祛风胜湿。用于治骨质增生及风湿性关节炎。

〈用法用量〉口服：每次50ml，每日3次。轻者口服2星期，重者服1个月。

〈处方来源〉《中国民间疗法》1999，（1）：44

螃蟹酒

〈处　　方〉螃蟹（山蟹、河蟹均可，小者为佳，先置盆水中一夜，使其吐尽泥沙）150g · 优质白酒1.5L

〈制　　法〉上述螃蟹泡白酒中，7～10日后可使用。

〈功能主治〉活血逐瘀，清热散结。用于骨质增生。

〈用法用量〉每次服10～30ml，每日服3次。

〈处方来源〉《实用中西医结合杂志》1997，10（5）：492

第六节
颈椎病用药酒

风伤酊

〈处　　方〉上骨片5g•蛤蚧（去头足）10g•蕲蛇（去头）30g•白酒600ml

〈制　　法〉上药入酒中浸7日。去渣过滤，贮瓶备用。

〈功能主治〉补肝肾，祛风止痛。用于神经根型颈椎病。

〈用法用量〉口服：每服10～20ml，每日3次，15日为1疗程，间隔7～10天后，继服第2疗程，一般2～3疗程痊愈。

〈处方来源〉《浙江中医杂志》1984，（7）：317

白花蛇酒Ⅱ

〈处　　方〉小白花蛇1条（约10g）•羌活20g•独活20g•威灵仙20g•当归10g•川芎10g•白芍10g•桂枝10g•鸡血藤20g•白酒2.5L

〈制　　法〉取白酒浸泡上药饮片，7日后服用。

〈功能主治〉祛风胜湿，活血化瘀。用于治疗颈椎病。

〈用法用量〉口服：每日服2～3次，每次30～60ml。

〈处方来源〉《山东中医杂志》1996，（12）：568

龟板酒

〈处　　方〉龟板30g•黄芪30g•肉桂10g•当归40g•生地15g•茯神15g•熟地15g•党参15g•白术15g•麦冬15g•五味子15g•山茱萸15g•枸杞子15g•川芎15g•防风15g•羌活12g•44°或60°白酒3L

〈制　　法〉以上各药研为粗粉或切成薄片，放入布袋，浸在44°或60°酒内，酒以淹住布袋为宜，封闭半日即可饮用，饮完再用酒浸泡。

〈功能主治〉益气健脾，补肾活血。用于治疗颈椎病。

〔用法用量〕口服：早晚各饮20ml，1个月为1疗程。

〔处方来源〕《内蒙古中医药》1999，（2）：11

〔附　　记〕有医院以本酒治疗颈椎病45例，治疗结果显效24例，好转16例，总有效率88.9%。说明全方可促进局部血液循环，消除组织水肿及神经根水肿，增强新陈代谢，从而达到治疗本病的目的。

茄皮鹿角酒

〔处　　方〕茄皮120g·鹿角霜60g·烧酒适量（约500ml）·赤砂糖适量
〔制　　法〕上药烧酒浸泡10日，去渣过滤，加赤砂糖。
〔功能主治〕温经，活血，止痛。用于颈椎病。
〔用法用量〕口服：每次30～50ml，每日2～3次。

〔处方来源〕《中国食疗学》

羌活防风酒

〔处　　方〕羌活30g·防风30g·当归15g·赤芍20g·姜黄20g·黄芪20g·炙甘草10g·白酒1.5L
〔制　　法〕将上药共研为粗末或切成薄片，纱布袋装，扎口，白酒浸泡。14日后取出药袋，压榨取液，将榨取液与药酒混合，静置，过滤即得，装瓶备用。
〔功能主治〕祛风胜湿，益气活血。用于颈椎病，也用于颈项、肩臂疼痛、肢麻不适或头昏目眩等。
〔用法用量〕口服：每次服20ml，日服2～3次。

〔处方来源〕《中国药酒配方大全》

颈椎病药酒

〔处　　方〕续断25g·骨碎补20g·鸡血藤20g·威灵仙20g·川牛膝15g·鹿角霜15g·泽兰叶15g·当归10g·葛根10g·白酒1.5L

〈制　　法〉上药共研为粗末或切成薄片，纱布袋装，扎口，白酒浸泡。14日后取出药袋，压榨取液与药酒混合，静置，过滤后即得，装瓶备用。

〈功能主治〉补肝肾，强筋骨，舒筋活血。用于颈椎病。

〈用法用量〉口服：每次服20ml，日服2次。

〈处方来源〉《药酒汇编》

〈附　　记〉屡用有效，久服效佳。有人用本方水煎服，治疗78例，有效率高达95%。

第七节
其他骨伤科用药酒

一、骨结核用药酒

青蛙酒

〈处　　方〉青蛙（又名田鸡）1只（大） · 百部15g · 红糖100g · 白酒100ml

〈制　　法〉将青蛙洗净后剖腹除去内脏，合百部、红糖及白酒煮熟即成。

〈功能主治〉清热解毒，补虚治痨。用于骨结核。

〈用法用量〉口服：趁温1次服完，每日服1次，服至病愈。

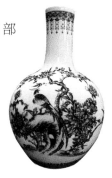

〈处方来源〉《中草药新医疗法资料选编》

〈附　　记〉屡用效佳。本方是在临床上应用百部粉调鸡汁为丸治疗肺结核153例，发现对慢性发作的结核病效果较好，对长期应用抗痨药物效果不显的病例，有时疗效尤为显著，在此基础，与青蛙、红糖伍用，加之白酒浸泡，酒行药势，用之确有良效。

二、半月板损伤用药酒

〈处　　方〉洋金花30g·红花50g·当归50g·制川乌40g·制草乌40g·川芎50g·三棱50g·莪术50g·小茴香50g·续断50g·羌活50g·独活50g·白芷50g·姜黄50g·桂枝50g·儿茶40g·血竭50g·鹿茸30g·白酒5L

〈制　　法〉上药切成薄片，以白酒浸泡7天而成。

〈功能主治〉温经活血。用于治疗半月板损伤。

〈用法用量〉外用：将纱块浸本酒搭于患膝关节偏外前侧处，再将TDP治疗器与膝关节前侧处进行辐射，每次45分钟，其间每15分钟用本酒将纱块浸湿一次。治完后再对膝部及周围按摩一次，每次10~20分钟。每日治疗1次，每15次为1疗程。可治4疗程。

〈处方来源〉《实用中医药杂志》2000，（4）：31

三、创伤性关节炎用药酒

〈处　　方〉当归50g·红花40g·细辛30g·川芎50g·五加皮60g·威灵仙50g·乳香30g·没药30g·65%乙醇（酒精）2L

〈制　　法〉上药切片，浸泡于酒精中，1个月后除去药渣，过滤备用。

〈功能主治〉舒筋活络，温经止痛。用于创伤性关节炎。

〈用法用量〉外用：药液涂擦关节及四周组织，可配合按摩舒筋和关节摇动手法，使局部皮肤红晕为度，日2、3次，10日为1疗程。

〈处方来源〉《安徽中医学院学报》1996，（5）：30

〈附　　记〉有本单位以本法治疗创伤性关节炎42例。结果治愈22例，好转17例，无效3例，一般治2、3个疗程，最长5个疗程。

四、大骨节病用药酒

五木皮酒

〈处　　方〉杨树皮150g · 柳树皮150g · 槐树皮150g · 桑树皮150g · 松树皮150g · 白酒5L

〈制　　法〉将前5味，先除粗皮后，切丝，置容器中，加入白酒密封，浸泡5天后，过滤去渣，即成。

〈功能主治〉散风止痛。用于大骨节病、关节炎。

〈用法用量〉口服：每次30～50ml，每日2～3次。

〈处方来源〉《吉林医药资料》

双乌木瓜酒

〈处　　方〉制川乌15g · 制草乌15g · 木瓜25g · 黄芪25g · 当归15g · 金银花15g · 乌梅15g · 川牛膝15g · 红花10g · 桂枝10g · 甘草10g · 60°白酒1.5L

〈制　　法〉上药（11味）切片，加水500ml，用文火煎15～20分钟，候凉，置容器中，再加入白酒，密封，浸泡5～7天后，过滤去渣，即成。或上药并研细末，备用。

〈功能主治〉祛风除湿，活血通络，消炎止痛。用于大骨节病。

〈用法用量〉口服：每次5～10ml，每日2次。不能饮酒者服散剂，每次3～4g，每日2次。40天为1疗程，7天复查1次。

〈处方来源〉《吉林中医药》

松酒

〈处　　方〉松节7.5kg · 红花5.5kg · 蘑菇7.5kg · 白酒5L

〈制　　法〉将前3味捣碎或切成薄片，用水50kg煎至减半，过滤去渣，加入白酒拌和，即可饮用。

〈功能主治〉祛风通络。用于大骨节病。

〈用法用量〉口服：每次20ml，每日2次。

〈处方来源〉《陕甘宁青中草药选》

五、骨质疏松用药酒

〔处　　方〕人参10g・当归15g・熟地15g・枸杞子15g・制首乌20g・鸡血藤25g・桑葚15g・女贞子15g・黄精15g・山茱萸12g・龟胶12g・鹿胶12g・蛤蚧10g・仙茅12g・补骨脂12g・杜仲15g・乌梢蛇10g・白花蛇10g・续断15g・金狗脊12g・五加皮12g・野猪骨25g・桑寄生20g・独活12g・怀牛膝12g・丹参20g・海马10g・红花12g・冰糖400g・50°白酒4L

〔制　　法〕以上各药切成薄片，加入酒，密闭、浸泡15天，即成。也可采用渗漉法制备。

〔功能主治〕补肾壮阳，祛风除湿，活血行气。用于骨质疏松症。

〔用法用量〕口服：每次服30~50ml，每日2次，可在进膳时饮用，2个月为1疗程，久服更佳。

〔处方来源〕《湖南中医药导报》1997，（6）：82

六、颞颌关节功能紊乱用药酒

〔处　　方〕透骨草15g・伸筋草15g・木瓜15g・赤芍12g・穿山甲15g・川芎6g・当归9g・维生素B1注射液500ml・白酒1L

〔制　　法〕将上药切段或切片，浸入白酒中，30天后备用。

〔功能主治〕温经散寒，通络止痛。用于治颞颌关节功能紊乱。

〔用法用量〕外用：选无底青霉素小瓶，纳入上述浸泡液5ml，保留其原有铝封口，仅暴露穿刺抽吸用的小块橡皮盖，在小瓶底的边缘涂少许凡士林，以便与皮肤密切接触，小瓶的无底边缘应紧贴于所需的治疗穴位，如颊车、下关、合谷等，再用注射针从瓶口抽出瓶内的空气，形成负压而吸附于皮肤上，使药液与皮肤完全接触，留罐20分钟，再注入少许空气于小瓶内，即可将小瓶取下。每日1次，5次为1疗程。

〔处方来源〕 《上海针灸杂志》1995，14（2）：75

七、破伤风用药酒

天麻四虫酒

〔处　　方〕蝉蜕18g • 天麻9g • 天虫9g • 蜈蚣2条 • 全虫6g • 琥珀6g • 黄酒500ml

〔制　　法〕上药用黄酒煎服。去渣即成。

〔功能主治〕祛风止痉。用于破伤风。

〔用法用量〕口服：每日1剂，1次顿服。汗出即愈。

〔处方来源〕 《正骨经验汇萃》

白蜈酒

〔处　　方〕制白附子10g • 蜈蚣10g • 防风20g • 烧酒（白酒）400ml

〔制　　法〕上药切片，入烧酒中浸泡7日后即可服用。

〔功能主治〕祛风止痉。用于破伤风。

〔用法用量〕口服：每次服30ml，日服2次。

〔处方来源〕 《民间秘方治百病》

麻根四虫酒

〔处　　方〕麻根炭5根（每根约1.5市尺）• 蛴螬7个 • 蜈蚣（抽搐）5根 • 黄酒500ml

〔制　　法〕上药共研细末，备用。

〔功能主治〕祛风止痉。用于破伤风。

〔用法用量〕口服：上药用黄酒冲服。服后微汗佳。

〔处方来源〕 《正骨经验汇萃》

〔附　　记〕若服1剂后症状见减但仍痉挛者，将蜈蚣加至12g，取之即愈。

八、外伤出血用药酒

〔处　　方〕白背三七30g · 白酒500ml

〔制　　法〕将上药洗净，切碎，经九蒸十晒后，置容器中，加入白酒，密封，浸渍15～20日后，过滤去渣，即成。

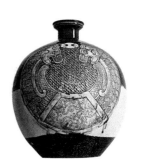

〔功能主治〕补血止血。用于外伤出血、骨折、肺结核、崩漏等。

〔用法用量〕口服：每次温服10ml，日服2次。

〔处方来源〕《民间百病良方》

〔附　　记〕宜配用外用止血散为佳。

〔处　　方〕通草20g · 酒曲

〔制　　法〕取通草煎汁，按常法酿酒。

〔功能主治〕泻肺通经，除水肿癃闭。用于金疮及小出血、水肿癃闭。

〔用法用量〕口服：随量饮之，不醉为度。

〔处方来源〕明·《普济方》

九、外伤性截瘫用药酒

〔处　　方〕爬山虎60g · 西洋参120g · 麝香1.2g · 白酒1.5L

〔制　　法〕将前2味捣碎或切成薄片，置容器中，加入白酒和麝香，密封，浸泡15日后即可取用。服后添酒，味薄即止。

〔功能主治〕益气养阴，活血通络。用于重型瘫痪。

〔用法用量〕口服：每次服20ml，日服2次。

〔处方来源〕张国营（主任医师）祖传秘方

〔处　　方〕鲜八棱麻200g・独活30g・熟地30g・防风30g・大红枣30g・黄芪20g・党参20g・透骨草20g・仙鹤草20g・当归20g・川贝20g・土鳖虫20g・川芎15g・茯苓15g・木瓜15g・红花15g・云木香15g・淫羊藿15g・川牛膝15g・五味子10g・枸杞子子10g・栀子10g・萆薢10g・黑故子10g・佛手10g・毛蒌10g・一枝蒿10g・钩藤10g・锁阳10g・白芍10g・炙甘草10g・天麻10g・桂枝10g・千年健10g・肉桂10g・狗脊10g・田七10g・50°白酒8L

〔制　　法〕将前37味按古法及规范炮制配料，共研成粗末或切成薄片，置容器中，加入白酒，密封，浸泡15天后，过滤取汁，加红糖1kg溶化，澄清即成。

〔功能主治〕舒筋活血化瘀，止痛强筋壮骨，助阳扶正。用于外伤性痉挛弛缓截瘫、四肢麻木、腰膝乏力、抽搐瘫痪、腰椎肥大、天气变化作痛。

〔用法用量〕口服：每次服15～20ml，日服3次，或遵医嘱。

〔处方来源〕《中国当代中医名人志》

〔处　　方〕人参30g・老鹳草30g・制川乌45g・制草乌45g・红花15g・牛膝15g・炮山甲15g・川续断15g・麻黄15g・白酒500ml・黄酒500ml

〔制　　法〕将前9味研成粗末或切成薄片，置容器中，加入白酒和黄酒，密封，浸泡7日后，过滤去渣，即成。

〔功能主治〕益气活血，温经通络。用于外伤性截瘫。

〔用法用量〕口服：每次服15ml，日服3次。

〔处方来源〕《中国当代中医名人志》

十、外伤疼痛用药酒

舒筋乐

〈处　　方〉细辛50g・羌活100g・姜黄100g・商陆100g・桂枝60g・制川乌60g・制草乌60g・香薷150g・寻骨风150g・丹皮90g・冰片30g・四大天王20g・蟾酥10g・辣椒10g・白酒5L

〈制　　法〉将以上各药切成薄片，置容器中，加入白酒，密封，浸泡15日后即可取用。

〈功能主治〉祛风温阳止痛。用于外伤疼痛。

〈用法用量〉外用：先轻柔按摩患部至皮肤发热，用药棉浸沾药液涂擦，若患部有皮下出血，涂擦忌用力过猛，以免出血增多，还可用本药热敷患部，每次10～15分钟，日3～4次。不宜用于皮肤破溃、孕妇腹部。

〈处方来源〉《江西中医药》1996，（3）：63

十一、网球肘用药酒

药棒药水

〈处　　方〉制川乌30g・制草乌30g・田三七30g・细辛30g・乳香20g・没药20g・白酒800ml

〈制　　法〉上药切片或捣碎，用市售白酒浸泡7日。

〈功能主治〉疏通气血，通经活络。用于治疗网球肘、类风湿性关节炎、肩周炎。

〈用法用量〉外用：治疗时，用棒蘸药水叩击患处，即曲池穴，外加合谷穴，90～120次/分钟，由轻到重，根据患者身体状况采取轻者为补，重者为泻，15次为1疗程，采用点叩。

〈处方来源〉《新中医》1996，（8）：39

十二、腰椎间盘突出用药酒

〈处　方〉紫荆皮10g・四块瓦10g・九节风10g・血三七10g・制川乌10g・制草乌10g・樟脑10g・冰片10g・50°以上白酒1L

〈制　法〉上药切片浸泡于50°以上的白酒内，月余后取酒备用。

〈功能主治〉祛风散寒，温经通络，活血止痛。用于治疗腰椎间盘突出。

〈用法用量〉外用：用药酒作推拿。患者俯卧，胸上部垫枕，两上肢放于枕侧，全身肌肉放松。术者立于患者床边，手握拳蘸上药酒，沿腰到受累一侧肢体的坐骨神经，由轻渐重自上而下用药酒反复推拿15~20分钟，疼痛明显处稍加按压，重点推拿。每日1次，1月为1疗程。

〈处方来源〉《湖南中医药导报》1997，（2~3）：90

〈处　方〉制杜仲30g・乳香30g・没药30g・三七30g・土鳖虫30g・丹参30g・血竭20g・红花10g・蜈蚣2条・全蝎12g・白花蛇2条・白酒2.5L

〈制　法〉上药切片或切段，用白酒密闭浸泡15日。

〈功能主治〉通络活血，壮腰消肿，疏筋止痛。用于治疗腰椎间盘突出。

〈用法用量〉口服：每日服50ml，分2次服用，服1月。

〈处方来源〉《湖南中医学院学报》1999，（2）：37

十三、增生性脊柱炎用药酒

〈处　　方〉血竭3g · 当归10g · 红花10g · 桂枝10g · 甘松15g · 田
　　　　　七5g · 玄胡10g · 七叶一枝花15g · 苏木15g · 鸡血藤
　　　　　30g · 川乌10g · 土鳖虫10g · 50°以上白酒1L

〈制　　法〉上药切片，以50°以上白酒浸泡2星期以上，过滤。

〈功能主治〉活血化瘀，温经止痛。用于治疗增生性脊椎炎。

〈用法用量〉外用：将药酒30ml左右置搪瓷盆内，点火使燃，术者以
　　　　　手蘸酒液，在患者疼痛麻木处进行快速拍打，手法由轻
　　　　　渐重，直至火焰熄灭为止。每日或隔夜1次，10次为1疗
　　　　　程。术者蘸药酒后，即应迅速拍打，才不至烧伤。高血
　　　　　压、心脏病患者、妇女经期、妊娠期及局部皮肤病患者忌
　　　　　用本法。

处方来源　《中国民间疗法》1996（4）：4